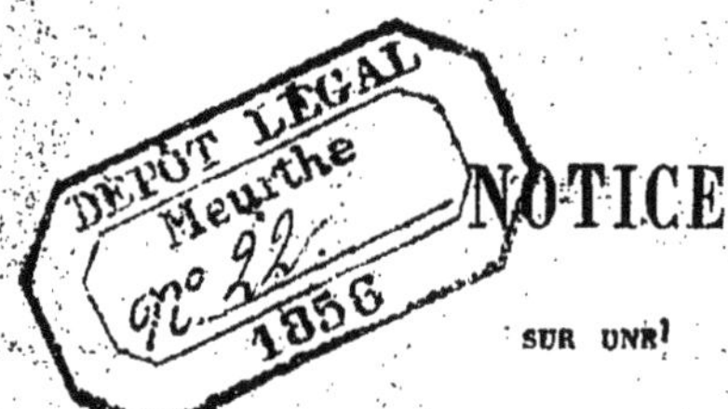

NOTICE

SUR UNE

BIFIDITÉ COMPLÈTE DU STERNUM

OBSERVÉE CHEZ LE SIEUR GROUX

PAR LE Dr HAMERNIK,
Professeur à l'Université de Prague;

Traduite de l'allemand par Louis Grandeau,

ET

SUIVIE D'UN APPENDICE CONTENANT :

1° Extraits de la Gazette hebdomadaire de Médecine et de Chirurgie (tome II, n° 14, 6 Avril 1855); — 2° Extrait de la Gazette médicale de Strasbourg (XVe année, n° 3, 22 Mars 1855); — 3° Opinions de MM. les professeurs Bouillaud et Piorry sur A. Groux; — 4° Observations par M. le docteur Léon Parisot, professeur d'anatomie et de physiologie à l'Ecole de Médecine de Nancy.

NANCY,
GRIMBLOT ET VEUVE RAYBOIS,
IMPRIMEURS-LIBRAIRES,
Place Stanislas, 7, et rue St-Dizier, 125.

PARIS,
J.-B. BAILLIÈRE,
LIBRAIRE DE L'ACADÉMIE IMPÉRIALE DE MÉDECINE,
Rue Hautefeuille, 19.

1856.

NOTICE ET OBSERVATIONS

SUR

UNE BIFIDITÉ COMPLÈTE DU STERNUM.

Nancy, imprimerie de veuve Raybois et comp.

NOTICE

SUR UNE

BIFIDITÉ COMPLÈTE DU STERNUM

OBSERVÉE CHEZ LE SIEUR GROUX

PAR LE Dr HAMERNIK,

Professeur à l'Université de Prague;

Traduite de l'allemand par Louis Grandeau,

ET

SUIVIE D'UN APPENDICE CONTENANT :

1° Extraits de la Gazette hebdomadaire de Médecine et de Chirurgie (tome II, n° 14, 6 Avril 1855); — 2° Extrait de la Gazette médicale de Strasbourg (XVe année, n° 3, 22 Mars 1855); — 3° Opinions de MM. les professeurs Bouillaud et Piorry sur A. Groux; 4° Observations par M. le docteur Léon Parisot, professeur d'anatomie et de physiologie à l'Ecole de Médecine de Nancy.

NANCY,
GRIMBLOT ET VEUVE RAYBOIS,
IMPRIMEURS-LIBRAIRES,
Place Stanislas, 7, et rue St-Dizier, 125.

PARIS,
J.-B. BAILLIÈRE,
LIBRAIRE DE L'ACADÉMIE IMPÉRIALE DE MÉDECINE,
Rue Hautefeuille, 19.

1856.

AVANT-PROPOS.

Nancy, 1er octobre 1855.

La rareté du phénomène pathologique, qui fait le sujet de cette brochure, et l'intérêt général que le sieur Groux a excité dans le monde médical français et étranger, m'ont engagé à traduire l'opuscule du docteur Hamernick. J'ai réuni en outre les opinions de MM. Forget, Piorry, Bouilhaud, Béclard, et celle de la Commission médicale allemande chargée d'examiner Groux, pour les joindre à la publication du professeur de l'université de Prague.

M. le docteur Léon Parisot, professeur d'anatomie et de physiologie à l'école secondaire de médecine, a bien voulu mettre à ma disposition des observations pleines d'intérêt sur la théorie des mouvements et des bruits du cœur; je le prie de recevoir ici mes remerciements empressés pour son bienveillant concours.

L. G.

OBSERVATIONS

SUR UNE

BIFIDITÉ CONGÉNIALE DU STERNUM.

Je me suis décidé à publier cette notice en raison de la rareté de l'anomalie qui en fait l'objet, de la possibilité qu'elle nous offre d'examiner les mouvements du cœur et la position de la crosse de l'aorte. Un autre motif s'est joint aux précédents, c'est que personne n'a encore donné de détails sur une observation aussi importante, quoique Groux dans ses voyages ait été examiné par beaucoup de médecins. Je reproduis ici la démonstration et les explications que j'ai développées à ma clinique, en présence d'un grand nombre d'hommes versés dans la science médicale.

Fissura sterni congenita : mouvements sensibles à la crosse de l'aorte et à l'oreillette droite : rétrécissement de la moitié droite de la poitrine; position et dimensions normales de l'appareil circulatoire.

Groux (Eug.-Alex.), âgé de 25 ans, autrefois commerçant, voyage depuis plusieurs années pour montrer la conformation particulière qu'offre sa poitrine, conformation que je me propose de décrire. Il est né à Hambourg ; sa mère mourut à l'âge de 52 ans, à la suite de rhumes très-longs, d'oppression de poitrine, de diarrhée et d'amaigrissement. Son père vit encore, il est bien portant. De six frères et sœurs qu'il avait, deux ont succombé en bas âge ; l'un de ses frères périt à la suite de brûlures ; deux jouissent d'une bonne santé.

A six ans, Groux eut la rougeole, à la suite de laquelle se manifestèrent des symptômes cérébraux qui l'obligèrent à garder le lit pendant six mois.

En 1848, il fut atteint d'une fièvre intermittente dont les accès se renouvelèrent pendant plusieurs mois.

En 1849 il eut le choléra en Angleterre. Depuis deux ou trois ans Groux est sujet à de fréquents saignements de nez, à des crampes dans les muscles des extrémités inférieures, et de temps à autre à de violentes oppressions de poitrine.

Pendant longtemps ce jeune homme ressentit souvent des douleurs aiguës, d'abord dans la partie droite, puis dans la partie gauche de la poitrine ; leur intensité était telle qu'elles l'obligeaient fréquemment à garder la chambre pendant plusieurs jours ; elles ont disparu dans ces dernières années.

Groux en naissant présentait déjà l'anomalie du thorax que nous observons aujourd'hui ; elle n'entraîna jamais la moindre incommodité.

Le développement de Groux fut normal ; il se servit toujours de préférence de sa main droite ; demeura cependant faible de complexion, eut peu d'embonpoint et resta pâle ; une nourriture convenable, de l'exercice, et une gymnastique prolongée pendant plusieurs années ne purent modifier sa constitution.

Etat de Groux au 25 *juin* 1855.

Poids de son corps : 79 livres (livre de 16 onces).
Taille — 5 pieds 1 ligne.

Corps bien proportionné, svelte ; complexion délicate; peau uniformément peu colorée, lisse et élastique; veines tégumentaires bleuâtres en quelques points seulement, allongées, paraissant plus grêles qu'à l'ordinaire; tissu adipeux sous-cutané peu abondant; muscles assez résistants, offrant un développement ordinaire.

Extrémités des membres d'une structure délicate; doigts et phalanges déliés et peu colorés; nez effilé, lèvres minces, d'un rose pâle.

Cheveux bruns, yeux bleus ; cou plus long qu'à l'ordinaire. A la partie moyenne et antérieure du cou on aperçoit quelques veines (*jugularis externa media*) qui ont l'aspect de lignes bleuâtres et vont s'anastomoser à des veines plus étroites encore qui viennent des parties supérieures latérales et moyennes des parois thoraciques (*thoracicæ externæ*). Les mouvements lents de la respiration ne font pas varier le volume de ces veines ; de même l'inclinaison de la tête ne les rend pas plus visibles, mais des expirations forcées produisent un léger gonflement de ces vaisseaux. A chaque inspiration le creux sur-claviculaire devient un peu plus profond ; la région antérieure et inférieure du cou se tend légèrement; l'espace triangulaire intercepté inférieurement par les deux chefs du muscle sterno-cleido-mastoïdien devient plus profond ; les phénomènes opposés se produisent au moment de l'expiration.

Point de bruit de diable au cou.

La cavité thoracique affecte en tout la forme ordinaire; ses diamètres sont cependant proportionnellement plus courts qu'à l'état normal. Les dimensions des périmètres des parois latérales de la cavité thoracique sont vers la fin de l'expiration : — à la partie inférieure du thorax et à la hauteur de la deuxième vertèbre lombaire du côté droit, trente-quatre centimètres; du côté gauche, trente-trois centimètres ; — au-dessus des mamelons, à droite, trente-six cent. et demi; à gauche, trente-huit. Sous les aisselles, à droite, trente-sept, à gauche, trente-neuf et demi.

L'examen montre que la convexité de la quatrième côte à la septième est moindre du côté droit que du côté gauche.

Le mamelon droit est distant de la ligne médiane de neuf centimètres. Le mamelon gauche de dix. La distance de ce dernier à la clavicule est de douze cent. et demi. Toute proportion gardée, le muscle sterno-cleido-mastoïdien est plus développé qu'il ne l'est habituellement. Les attaches thoraciques de ce muscle ne se touchent pas, elles sont séparées par la fissure que nous allons décrire.

Les deux chefs de ce muscle sont plus rapprochés du thorax que d'ordinaire, d'où il résulte que l'aire de l'espace qu'ils interceptent est diminuée.

Ce n'est que du côté gauche et durant les inspirations forcées que nous apercevons les muscles sterno-hyoïdien et sterno-thyroïdien ; ils ressemblent à un muscle funiforme assez épais s'insérant sur le bord interne de la surface de la moitié gauche du sternum. Le faisceau claviculaire du muscle grand pectoral est plus fort et plus développé qu'à l'ordinaire ; il forme aussi à chaque inspiration un arc plus convexe qu'à l'état normal. Sur la ligne médiane, le sternum présente une fissure qui règne dans toute la longueur de cet os, fissure qui le divise en moitié droite et en moitié gauche. Cette fissure se rétrécit à la partie inférieure et s'atténue en pointe en arrivant au cartilage xiphoïde. Il semble que les deux moitiés du sternum dont nous venons de parler sont reliées entre elles par un reste de cartilage xiphoïde, un peu altéré, il est vrai, mais cependant encore assez résistant. De chaque côté de cette fissure, la largeur des moitiés du sternum qui limitent l'espace intercostal est d'environ un centimètre.

La largeur de la fissure pendant la respiration ordinaire est :

Entre les clavicules, trois centimètres.

Entre le troisième cartilage costal, trois cent. et demi.

Entre le sixième et le septième, à peine un demi-cent.

Pendant les inspirations forcées, surtout lorsque Groux plaçant ses mains l'une dans l'autre, distend le thorax à l'aide du muscle grand pectoral, la largeur de la fissure s'agrandit, et acquiert jusqu'à cinq centimètres, surtout entre la troisième et la quatrième côte.

Pendant les expirations forcées elle se rétrécit.

Lors de la respiration normale, elle reste constamment concave sur la ligne médiane, la région sur-claviculaire, et les espaces intercostaux inférieurs et latéraux. A chaque inspiration la profondeur de ces concavités augmente proportionnellement à leurs grandeurs respectives ; les régions antérieure et supérieure, inférieure et latérales s'écartent, et le creux de l'estomac qui leur correspond s'infléchit aussi davantage. A chaque inspiration, on peut apprécier le raccourcissement et la contraction du sterno-cleido-mastoïdien, des muscles sur-claviculaires, du chef hypertrophié du grand pectoral et surtout du cordon funiforme qui s'étend de la portion supérieure de la moitié gauche du sternum à l'hyoïde.

A chaque inspiration, une cavité se dessine de haut en bas dans l'espace triangulaire, intercepté par les deux chefs du sterno-cleido-mastoïdien. Pendant l'expiration normale, le raccourcissement et les contractions des muscles précités cessent, et les concavités dont nous avons parlé diminuent. Pendant les expirations forcées, la cage thoracique et l'abdomen s'affaissent sensiblement; les veines du cou deviennent plus visibles, et quelques espaces intercostaux plus convexes à l'extérieur. L'écartement sternal prend extérieurement une forme convexe, se distend de manière à former une saillie sur la partie antérieure de la poitrine, saillie qui a l'apparence d'un renflement fusiforme dirigé de haut en bas et s'atténuant en pointe.

L'ouverture formée sur la ligne médiane de la cavité thoracique par la fissure dont nous avons parlé, n'est fermée que par la peau, et vraisemblablement par le *fascia superficialis* qui y adhère ; la peau est très-mobile et très-flexible dans cette région, et c'est là que sont visibles les mouvements de la respiration que nous avons décrit, et ceux de la circulation qui nous restent à décrire.

La paroi antérieure de la poitrine est sensiblement

élastique, et l'on peut, en exerçant une pression avec la main, fléchir en dedans les côtes et la moitié du sternum qui y adhère, sans déterminer aucun changement dans les pulsations du pouls aux extrémités supérieures ou inférieures. Dans ces conditions (c'est-à-dire, pendant l'inspiration et l'expiration), le son résultant de la percussion est assez prolongé, continu et non tympanique.

La percussion donne à la région droite de la poitrine un son mat : 1° prés du sternum et au bord supérieur de la sixième côte ; 2° sur la ligne des aisselles au bord inférieur de la septième côte ; 3° à la partie postérieure, au bord supérieur de la neuvième côte. Le foie ne forme de relief sur le thorax qu'à la partie antérieure de cette région ; ce relief est peut-être un peu moins considérable qu'à l'ordinaire. Dans la région où le foie repose sur les parois thoraciques il n'y a de résonnance que sur une courte distance de huit centimètres et demi. A la moitié droite du sternum, et à la hauteur de la cinquième côte, le son est plus mat, mais d'une quantité insignifiante. A la partie gauche du thorax, entre la clavicule et la troisième côte le son est plus sourd qu'à droite, comme cela a lieu, du reste, ordinairement, mais il semble un peu plus élevé. Entre la troisième et la quatrième côte le bruit produit par la percussion est un peu moins sonore ; il cesse tout à fait de l'être au bord supérieur de la quatrième côte ; aussi, la résistance en ce point est-elle plus considérable. A la sixième côte le bruit est un peu plus sonore qu'à l'ordinaire ; mais au bord inférieur de la même côte on retrouve sa sonoréité normale. Entre la quatrième et la cinquième côte, la percussion donne le même bruit qu'à la hanche, et ce bruit est identique dans toute la région qui s'étend le long du bord de la moitié gauche du sternum. Ce bruit ne se modifie en rien durant les mouvements forcés de la respiration. La résonnance plus forte que l'on observe de la quatrième à la sixième côte s'étend de dedans en dehors, à partir du bord interne de la moitié gauche du sternum : elle est sensible à la quatrième côte, sur une longueur de six centimètres ; à la cinquième, sur une longueur de huit centimètres et demi, et à la sixième, sur une longueur de neuf centimètres.

Le lobe gauche du foie s'étend de dedans en dehors sur le cartilage de la sixième côte, sur une longueur de cinq centimètres, à partir du bord interne de la moitié gauche du sternum : on ne saurait assigner de limite exacte dans cette région à la partie où se produit un bruit mat, bruit dont le défaut de sonorité tient, soit à l'application du foie, soit à celle du cœur, contre les parois thoraciques. La rate qui, sur la ligne des aisselles, repose sur les parois thoraciques rend le son plus mat près du bord inférieur de la huitième côte ; la matité se produit jusqu'au bord supérieur de la dixième côte ; en avant, la rate ne forme au-dessus de cette ligne qu'une saillie de quelques millimètres. La paroi thoracique postérieure donne des bruits moins intenses qu'à l'ordinaire dans les parties supérieures : à gauche, le poumon s'étend jusqu'à la onzième côte. Les bruits de la respiration sont confus dans cette région ; dans les parties postérieures et supérieures on observe de temps en temps une sorte de sifflement, et pendant l'expiration un bruit rude. Le battement du cœur est un peu confus entre la cinquième et la sixième côte, à une distance de six centimètres, en dehors du bord interne de la moitié gauche du sternum, on peut sentir ce battement dans un point de l'espace intercostal dont nous venons de parler : chaque ventricule présente une région où ce battement est sensible ; région que couvre entièrement l'extrémité du doigt, qui offre une certaine résistance, est légérement convexe, et dans laquelle on perçoit très-bien le battement du cœur. Entre la quatrième et la cinquième côté, précisément à la hauteur du mamelon gauche, se trouve également un espace plus petit que le précédent, convexe, résistant, et dans lequel on sent les pulsations. On peut en outre reconnaître au toucher des pulsations confuses entre le quatrième et le cinquième espace intercostal, pulsations qui sont perceptibles sur le mamelon. Les temps de la région cardiaque sont identiques à ceux qu'on observe ordinairement ; le temps de la diastole à l'artère pulmonaire (entre la deuxième et la troisième côte gauches) est cependant plus prononcé qu'à l'état normal. Les artères chez Groux, sont toutes délicates et assez grêles ; leurs pulsations ne sont pas plus sensibles qu'à l'ordinaire ; elles sont perceptibles au toucher dans tout le corps ; elles ne sont perçues par l'ouïe qu'à la poitrine et aux parois latérales du cou. — Soixante et douze pulsations par minute. Dans l'espace intercepté par la fissure sternale, la percussion donne pendant les mouvements de respiration lente ou forcée, un bruit assez prolongé, non tympanique et analogue aux bruits du côté droit de la cavité thoracique. Si pendant la respiration naturelle on observe plus attentivement l'espace compris entre les deux moitiés du sternum, on remarquera ce qui suit : dans la partie supérieure, si l'on applique le doigt à la hauteur de la première côte, on pourra sentir les deux temps de l'aorte qui traverse la fissure; c'est-à-dire, le tic-tac connu qui est la pulsation de l'aorte, et le bruit de sa valvule. Un peu plus loin, et en bas, ce n'est que momentanément qu'on peut voir et sentir dans l'espace de la fissure des modifications dans la forme et la résistance des organes dont nous venons de parler, et cela pendant les mouvements de systole seulement ; à part ce moment, la peau qui recouvre la fissure reste uniformément tendue et flexible, et l'on ne peut apprécier au toucher aucune variation dans les parties sous-jacentes. En un mot, avant le point où les battements du cœur deviennent sensibles et visibles entre la cinquième et la sixième côte, on peut voir et palper dans l'intérieur de la fissure, depuis la hauteur de la deuxième côte, un corps rond remarquable par sa dureté et ses battements. Ce corps se contracte suivant ses deux diamètres, surtout de haut en bas, et de droite à gauche, et comme ses contractions s'effectuent entre le second cartilage costal droit et le quatrième cartilage costal gauche, on peut percevoir les battements du cœur dans l'espace que nous venons de décrire.

Ce corps rond disparaît ensuite sous le doigt ; mais les parties redevenues molles se voûtent graduellement à la partie antérieure de la fissure de bas en haut, et de gauche à droite ; de là proviennent de nouveau la contraction et la résistance de ce corps rond qui n'est perceptible qu'en ce moment (systole du muscle cardiaque qui s'étend de l'oreillette droite au ventricule). On voit manifestement par là comment ce corps qui n'est autre chose que l'oreillette droite, que sa résistance et ses pulsations rendent sensibles par instants, conserve une dilatation notable, même peu de temps avant de cesser d'être perceptible au toucher. On voit aussi que sa disparition sous le doigt n'est due qu'à la cessation de sa résistance et de ses pulsations. Lorsque la cavité thoracique vient à être distendue par la contraction forcée du muscle grand pectoral, et lorsque par ce fait même la fissure s'élargit, sa concavité disparaît ; la peau se tend en même temps, les mouvements que nous avons décrits deviennent moins sensibles et s'exercent dans un espace plus restreint. Dans les expirations forcées, la région interceptée par la fissure devient convexe en dehors, et les ondulations que nous avons décrites sont moins apparentes ; une observation plus attentive établit d'une manière incontestable que le mouvement accidentel produit dans la fissure est dû à la contraction et à l'ébranlement du corps sphérique, dont les dimensions diminuent à chaque instant sans cesser, toutefois, de présenter un certain volume à la fin de chacune de ses manifestations ; on reconnaît également que ce mouvement commence et cesse avec les contractions du cœur. L'abdomen est légèrement distendu, ses fonctions ne présentent rien d'irrégulier.

Eclaircissements relatifs au fait observé et conséquences qu'on peut en tirer.

Il résulte de la description que nous venons de faire que le phénomène observé chez Groux n'est point une atrophie du sternum mais une division de cet os, division qui le sépare en moitié droite et en moitié gauche.

Il ne répugne pas d'admettre que cette fissure s'est produite avec les premiers mouvements de la respiration : il se pourrait qu'un arrêt de développement de la commissure qui relie ordinairement les deux moitiés du sternum l'eût occasionnée : cette hypothèse est rendue plausible par les nombreuses variations qu'on observe dans la forme du sternum : dans certains cas, en effet, les bords du sternum s'ossifient, tandis que la ligne médiane reste plus mince et cartilagineuse (Bochdaleck).

Le cartilage xiphoïde semble composé de plusieurs segments et vient fermer la fissure par en bas, ce qui tendrait à prouver qu'à une époque donnée, il était d'une seule pièce, ou que du moins il offrait à la contraction des muscles inspirateurs moins de résistance que la commissure.

Les faisceaux musculaires situés entre la voûte palatine, le larynx et la fourchette sternale, s'insèrent seulement à la moitié gauche du sternum ; il est vrai que cette insertion a lieu au bord postérieur de la surface interne de cet os. On ne voit pas de muscles procéder de la moitié droite du sternum, et leur étendue anormale fait présumer qu'ils sont réunis en un seul faisceau. Il est beaucoup plus difficile de se prononcer sur la constitution des parties molles comprises dans la fissure ; de dire si entre le tissu cellulaire, les fascias et la plèvre costale droite, elles sont constituées aussi par du tissu fibreux et de quelle manière se comporte le muscle triangulaire du sternum.

Il est beaucoup plus difficile de se prononcer sur la constitution des parties molles situées dans la fissure ; de dire si outre la peau, le tissu cellulaire, les fascias et la plèvre costale droite, on trouve encore parmi elles quelqu'autre tissu fibreux et de quelle manière se comporte le muscle triangulaire du sternum.

Les artères mammaires internes ne sont perceptibles en aucun point des parties molles de la fissure, ce qui, vu leur position normale, permet de supposer que chacune d'elles se rend sous la moitié du sternum qui lui correspond.

Si l'on réfléchit sur cette circonstance, que la percussion de la fissure donne un bruit plus intense et proportionnellement plus long qu'à l'ordinaire ; que suivant les rapports normaux les lames du médiastin ont leur insertion à la moitié gauche de la fourchette sternale ; que suivant les mêmes rapports l'espace occupé par la plèvre droite s'étend presque jusqu'au bord gauche du sternum ; qu'en même temps les parties de l'appareil circulatoire situées sous le sternum sont recouvertes par le bord antérieur du lobe droit du poumon, lobe qui dans ce point même est circonscrit par la plèvre du côté droit et la lame droite du médiastin ; si l'on réfléchit, dis-je, à ces circonstances, on verra qu'il résulte immédiatement de ces rapports, que dans le cas qui nous occupe les deux lames du médiastin s'insèrent à la moitié gauche du sternum; que les parties de l'appareil circulatoire situées dans la fissure sont recouvertes par le bord antérieur du lobe droit du poumon, que la résonnance que présente la fissure provient de ce fait, et que la plèvre du côté droit s'étend au-dessus de la fissure de la moitié droite du sternum à la moitié gauche de cet os, et trouve ses points d'insertion à la lame droite du médiastin.

L'examen du cadavre fait voir que les lames du médiastin s'insèrent à la moitié gauche du sternum et qu'elles ont avec lui une connexion très-intime; que le sac de la plèvre du côté droit s'étend jusqu'au bord gauche du sternum; que les parties de l'appareil circulatoire situées dans toute la longueur du sternum (oreillette droite, ventricules, crosse de l'aorte et veine innominée gauche), sont recouvertes par le bord extérieur du lobe droit du poumon qui est circonscrit en ce point entre la plèvre du côté droit et la lame droite du médiastin, et que la résonnance du sternum est proportionnelle à la quantité d'air que peut contenir la poitrine à chaque inspiration; ce fait est démontré aussi bien par les phénomènes des épanchements de la plèvre du côté droit (avant que le sac pleurétique n'ait été dilaté par leur pression), que par les infiltrations tuberculeuses assez communes du bord du même poumon. Si l'on ouvre la poitrine en incisant la ligne médiane du sternum et en prolongeant l'incision depuis le cou jusqu'à la fourchette sternale on ouvrira toujours le sac pleurétique droit; les lames du médiastin et le sac pleurétique gauche resteront intacts.

Dans le cas qui nous occupe, il résulte immédiatement de la position de la fissure et de celle des lames du médiastin que la fissure règne au-dessus du sac pleurétique droit, que par ce fait même la partie de la plèvre costale droite qui tapisse la surface interne du sternum a subi une extension correspondante à la largeur de la fissure, que cependant une égale distention s'est produite au bord antérieur du lobe droit du poumon qui recouvre les parties de l'appareil circulatoire que nous avons citées plus haut.

Nous avons indiqué ailleurs (voyez *Journal de Prague,* janvier 1853, 3e vol), comment l'ouverture de l'un des deux sacs de la plèvre, lors même que l'on opère sur des sujets choisis à cet effet, altère les rapports des surfaces lisses de la plèvre, comment dans ce cas les poumons se rétractent simplement (rétraction simple des poumons). Nous avons montré aussi comment le pneumothorax en résulte aussi bien sur le cadavre que chez l'individu vivant, et comment la forme, la grosseur et la position du cœur varient à la suite de cette lésion; les altérations qui surviennent nécessairement dans les vaisseaux, au médiastin, aux parois thoraciques, au diaphragme, à l'abdomen; nous avons fait voir également comment on confondait ces rapports avec ceux qui existaient avant l'ouverture de la poitrine et même avec ceux qu'on observe pendant la vie.

Pour acquérir des connaissances positives sur la position des lames du médiatin, du diaphragme du cœur, des gros vaisseaux à leur origine, et surtout sur les rapports de la paroi antérieure ou convexe du cœur et de ses orifices avec la paroi thoracique antérieure et les bords antérieurs des poumons, il est nécessaire de rechercher d'abord ces rapports à l'aide de la percussion ; il faut fixer les parties avoisinantes au moyen de longues aiguilles (V. J. Meyer, dans les Annales de Wirchow, janvier 1850) : on commence alors par ouvrir la cavité abdominale, on explore le diaphragme, on ouvre un des sacs de la plèvre, on assujettit le médiastin et l'on peut observer les rapports du cœur et des parties avoisinantes.

Pour rechercher les rapports de la paroi inférieure et postérieure du cœur, et en particulier la distance de l'œsophage à l'aorte thoracique descendante et à la colonne vertébrale on ouvre l'abdomen, l'estomac, l'aorte abdominale, et l'on introduit le doigt indicateur aussi haut que possible ; d'ailleurs on peut en ce point abaisser la paroi thoracique à l'aide d'une pression, ou bien l'élever un peu avec la main. Par ces procédés on parvient à découvrir les rapports de position des organes précités existant pendant la vie, ceux qui se présentent généralement à l'ouverture d'un cadavre ou bien encore ceux qui n'ont lieu que dans certaines conditions pathologiques, surtout dans le pneumothorax.

Pour pouvoir montrer que chez le sieur Groux, les rapports de position du cœur et surtout ceux de sa surface convexe du côté de la paroi thoracique et du côté des bords antérieurs des poumons sont identiquement les mêmes qu'à l'ordinaire, ainsi que ceux des orifices cardiaques et les gros vaisseaux, nous croyons nécessaire d'exposer en quelques mots la position normale de cet organe.

Si l'on ouvre la cavité thoracique les poumons se retirent sur eux-mêmes, la convexité du diaphragme s'altère, les lames du médiastin changent de direction ; on ne peut plus reconnaître quel était le rapport de la lame gauche du médiastin avec la plèvre costale, le cœur est mobile et éloigné de la paroi antérieure de la poitrine, et sa direction peut varier avec toutes les positions du cadavre.

On voit manifestement que le cœur est limité de chaque côté par les lames du médiastin, et ne peut, en aucune manière, rigoureusement et anatomiquement parlant, toucher la plèvre costale ni la plèvre viscérale, ni les poumons. Normalement la paroi convexe des ventricules repose immédiatement sur les cartilages costaux gauches, ou bien touche la paroi thoracique entre le 4ᵉ et le 6ᵉ cartilage costal. On peut s'en assurer en ces points par la percussion, en palpant la paroi inférieure de la moitié gauche du diaphragme, en enfonçant des épingles avant d'ouvrir la poitrine et en mettant à nu la pléore costale, etc..... Tout cela prouve seulement qu'en ce point la lame gauche du médiastin repose sur la plèvre costale, que le bord antérieur du lobe supérieur gauche du foie, qui y correspond, est retiré fortement en dehors.

On observe aussi normalement que le cœur est recouvert par le bord antérieur du poumon gauche, que celui-ci s'étend jusqu'au bord gauche du sternum, comme le montrent la percussion, les piqûres d'épingles, l'exploration de la paroi inférieure du diaphragme, et l'observation immédiate, lorsque les cartilages costaux du côté gauche ont été soigneusement écartés, et que la plèvre costale a été mise à nu : de tout cela on peut conclure que le bord antérieur du lobe supérieur gauche s'étend jusqu'au bord gauche du sternum; qu'il est compris entre la lame gauche du médiastin et la plèvre costale, et qu'en même temps la paroi convexe des ventricules est beaucoup moins convexe en dehors, à peu prés comme aprés l'ouverture de la plévre gauche ou comme dans le pneumothorax.

Ces deux rapports de la paroi convexe des ventricules avec les cartilages costaux du côté gauche, c'est-à-dire, l'application de la lame gauche du médiastin sur la pléve costale, entre le 4e et le 6e cartilage costal, et l'état de réclusion dans les mêmes points du bord antérieur du lobe supérieur gauche du poumon, sont les rapports de position que présente le cœur dans la situation horizontale et dans la situation verticale. Une observation plus attentive de ces rapports montre de même que le cœur ne peut être comprimé dans la position horizontale et encore moins dans la position verticale; le cœur n'est pas comprimé davantage dans les grands épanchements, le pneumothorax, les hypertrophies extraordinaires, etc... L'embouchure de la veine cave supérieure dans l'oreillette droite correspond au second cartilage lombaire droit; la veine cave supérieure est située à la hauteur de la 2e côte du côté droit, en dehors de l'aorte ascendante ; le lieu de communication le plus extérieur du ventricule droit avec l'oreillette droite (c'est-à-dire, l'angle formé par le bord vertical droit et par le bord déclive et inférieur du cœur), correspond au 5e cartilage costal du côté droit; l'embouchure aortique correspond au bord gauche du sternum à sa réunion avec le 3e cartilage costal; les ventricules s'étendent d'une manière déclive de haut en bas, et de dedans en dehors depuis cette région jusqu'à la pointe du cœur qui se trouve située à peu près derrière l'extrémité du 6e cartilage costal.

On peut se convaincre de la manière la plus positive, par les méthodes d'investigations que nous avons citées plus haut, que la pointe du cœur ne saurait en aucune façon arriver vis-à-vis la fourchette sternale, comme on pourrait le croire à tort dans la position du cœur dite verticale; ce fait est encore manifeste même après l'ouverture de la cage thoracique, il n'est pas moins évident d'après la longueur du cœur, de ses vaisseaux et d'après celle de la paroi thoracique. A notre point de vue, le rapport des phénomènes qu'on désigne sous le nom de choc du cœur et qui apparaissent à la pointe du cœur avec laquelle ils n'ont aucune relation a donné lieu, entre autres choses, à l'admission d'une position verticale du cœur. Les chocs du cœur et la pointe de cet organe n'ont aucun rapport et l'on ne doit point prendre l'un pour l'autre.

De ce que les oreillettes sont situées au-dessus des embouchures des artères, et que celles-ci vont se croiser derrière le bord gauche du sternum à la hauteur du 3e cartilage costal, il résulte immédiatement les rapports suivants : l'oreillette droite subit une pression à droite du bord gauche du sternum et au-dessus du 3e cartilage costal; l'oreillette gauche en subit une à la même hauteur, mais derrière le bord gauche du sternum et derrière le cartilage costal gauche qui y correspond. Quant à la distance qui sépare les oreillettes de la paroi antérieure de la poitrine, l'oreillette droite est plus près que l'oreillette gauche, le point de croisement des embouchures des artères est situé à peu près exactement entre les oreillettes.

A partir de cette région, les deux faisceaux artériels prennent des routes divergentes ; l'aorte ascendante se présente derrière l'oreillette droite suivant une ligne qu'on peut considérer comme partant du bord sternal du troisième cartilage costal gauche et allant jusqu'au deuxième cartilage costal droit à la hauteur duquel elle est située en dedans de la veine cave descendante ; c'est là que commence la courbure de la formation de la crosse de l'aorte, tandis que l'aorte se rend derrière le sternum et se croise avec l'aorte ascendante à la hauteur de la première côte.

L'artère pulmonaire prend, à partir du bord sternal du troisième cartilage costal gauche et de l'oreillette du même côté, une direction vers la gauche en haut et en bas ; la branche droite passe derrière l'aorte ascendante et à droite, derrière l'oreillette droite ; la branche gauche se dirige vers le poumom du même côté. Dans cette disposition normale du cœur on peut distinguer à cet organe : une paroi antérieure, une paroi convexe qui est dirigée vers la face antérieure de la poitrine de la manière que nous décrirons bientôt ; une paroi postérieure et plane disposée de telle sorte que les ventricules dans les rapports normaux du péricarde sont en contact immédiat avec le centre aponévrotique du diaphragme ; deux bords verticaux, un droit et un gauche, qui depuis la hauteur de la deuxième côte limitent la paroi extérieure des oreillettes ; deux bords antérieurs déclives un supérieur et un inférieur qui correspondent aux ventricules ; l'un est le bord tranchant du ventricule droit, que tout le monde connaît, il est partagé en parties égales dans l'angle aigu que forme la paroi thoracique antérieure avec le centre aponévrotique ; l'autre est le bord mousse du ventricule gauche, tous deux concourent à la pointe, c'est-à-dire, un peu en arrière de l'extrémité du sixième cartilage costal gauche, à la paroi thoracique antérieure et aux bords antérieurs des deux poumons. Le cœur présente les rapports suivants : d'après les faits normaux, la percussion donne, dans toute l'étendue du sternum et du cartilage costal droit, un bruit non tympanique d'une sonorité un peu variable, ce qui montre que dans cet endroit les parties correspondantes des oreillettes, des ventricules, des vaisseaux primordiaux sont recouvertes par le bord antérieur du poumon droit. Ce bruit à sa plus grande clarté à la quatrième côte, au-dessous de cette côte il est un peu plus sourd et il se perd à la hauteur du sixième cartilage costal (application du foie). Dans ces régions la lame droite du médiastin est en même temps dirigée vers la droite et disposée dans la concavité de la surface interne du poumon droit, tandis que son bord antérieur s'étend jusqu'au bord sternal gauche, entre le plèvre costale et la lame droite du médiastin.

Si l'on percute le sternum vers la droite entre le quatrième cartilage costal au-dessus des cartilages correspondants, le bruit gagne peu à peu en sonorité dans la direction du bord sternal vers le cartilage et a d'abord, à la distance d'environ un pouce du bord sternal droit, la même sonorité que dans les autres points de la paroi droite de la poitrine. D'où il résulte que l'effet de l'application des poumons se fait sentir de droite à gauche dans toute cette étendue. Au sternum au-dessus de la quatrième côte, et au troisième et quatrième cartilages costaux droits, le bruit de percussion atteint son maximum de sonorité, d'où je conclus que dans ce point l'enveloppe des poumons (plèvre) s'étend plus loin, ou que les parties du cœur situées à cette hauteur sont plus éloignées de la paroi antérieure de la poitrine.

Les méthodes d'investigations exposées plus haut, permettent de constater qu'il existe assez souvent des adhérences de la plèvre même après l'ouverture de la cavité thoracique. Depuis la clavicule gauche jusqu'à la troisième côte, le bruit obtenu dans la position du cœur dite horizontale est un peu plus sourd que dans les mêmes régions du côté droit, ce qui est encore plus manifeste dans les hypertrophies du cœur, dans les dispositions anormales du péricarde, dans les dilatations de l'artère pulmonaire, et ce qu'explique suffisamment l'étendue moindre des diamètres de la plèvre gauche.

Entre le troisième et le quatrième cartilage costal gauche, le bruit donné par la percussion est quelquefois manifestement plus sourd, lorsque la paroi convexe du cœur près des cartilages costaux inférieurs (position horizontale du cœur) est comprimée, ce qui est manifeste par ce que nous avons dit de la position de l'oreillette gauche et de l'artère pulmonaire, qui sont recouvertes dans cette région par le bord antérieur du lobe supérieur gauche qui s'étend jusqu'au bord gauche du sternum.

Dans la position improprement appelée position verticale du cœur, le bruit ne subit aucune modification entre la troisième et la quatrième côte, il reste assez uniformé·

ment clair depuis le bord gauche du sternum à partir de la clavicule, jusqu'au bord supérieur du sixième cartilage costal (application du lobe gauche du foie).

Entre les quatrième et sixième cartilages costaux gauches, le bruit de la percussion se comporte différemment, relativement aux rapports existant entre la surface convexe du cœur et la paroi thoracique antérieure. Car à la paroi convexe du cœur la lame gauche du médiastin repose sur la plèvre costale, au point où le bord antérieur du lobe supérieur gauche est circonscrit entre elles, et s'avance même jusqu'au bord gauche du sternum.

Quant à ce qui concerne la diastole pendant laquelle la lame du médiastin est appliquée sur la plèvre costale, le bord antérieur du lobe supérieur gauche présente une crénelure semi-lunaire qui a une étendue telle, que le bruit sourd s'étend en dehors depuis le bord sternal gauche, ce qui normalement s'observe en dehors entre le quatrième et le sixième cartilage, depuis le bord sternal gauche sur une étendue de deux à quatre pouces ; plus la circonférence de la crénelure semi-lunaire du lobe supérieur gauche est grande, plus celui-ci s'allonge en se terminant en forme de langue, il s'étend en arrière du sixième cartilage costal jusqu'au point de réunion du septième cartilage avec le sternum, en recouvrant la pointe du cœur ; il est circonscrit par la lame du médiastin et la plèvre costale. La position de cette allongement linguiforme du lobe supérieur gauche en avant de la pointe du cœur et derrière le sixième cartilage costal est la cause de la résonnance de la paroi thoracique au sixième cartilage costal. Comme on avait cru jusqu'à présent, d'après des rapports erronés que le bruit clair de la région cardiaque se bornait au point où a lieu le choc du cœur, et que ce point correspondait à la pointe du cœur, on peut se convaincre de l'application de la lame gauche du médiastin sur la crénelure et de l'application de l'extrémité linguiforme du lobe supérieur gauche du poumon sur tous les cadavres chez lesquels on entend un bruit sourd entre le quatrième et le sixième cartilage costal, si l'on enlève soigneusement le quatrième et cinquième cartilages (Kiwisch) et si l'on met à nu la plèvre costale : la transparence de la plèvre permet de voir les organes qui sont situés au-dessous d'elle.

Si la plèvre est lésée, le pneumothorax survient, le cœur et avec lui les lames du médiastin abandonnent la paroi antérieure de la poitrine, le cœur se contourne un peu en dehors, une partie de la paroi convexe précédemment antérieure des cavités gauches se dirige vers la gauche ; la pointe du cœur s'abaisse et ainsi de suite. Il n'est pas rare de rencontrer les rapports normaux que nous venons de décrire dans les adhérences de la plèvre.

L'ouverture des sacs pleurétiques ne découvre rien de nouveau sur la position du cœur que nous avons décrite : quoique par ce fait la forme et la périphérie du poumon gauche changent par la rétraction, il reste cependant au bord antérieur du lobe supérieur des traces non équivoques de la crénelure semi-lunaire et de l'allongement linguiforme observés lorsque le cœur avait pris la position dite horizontale.

Dans la position du cœur dite verticale, le bord antérieur du lobe supérieur gauche s'étend jusqu'au bord gauche du sternum ; toutes traces de sa crénelure et de son allongement linguiforme peuvent disparaître ; il prend la forme du bord antérieur du poumon droit, la région cardiaque a à peu prés la même résonnance qu'à droite, le cœur n'est nulle part en contact avec la paroi thoracique antérieure ; la paroi convexe du cœur offre aussi alors une autre direction, elle n'est plus dirigée en avant et vis-à-vis des cartilages costaux inférieurs, elle est contournée à gauche et en dehors, et dans ce cas la position correspondante du diaphragme est plus profonde et la pointe du cœur est située aussi plus profondément que tout à l'heure. Cependant ce second rapport ne peut pas toujours être énoncé ainsi ; le bord antérieur gauche du poumon peut s'étendre plus prés du sternum jusqu'à la cinquième côte, et au-dessous d'elle la lame du médiastin et la plèvre costale peuvent être en contact en même temps que la crénelure et l'allongement linguiforme peuvent offrir comparativement un développement moindre.

Les rapports réels du bord antérieur du lobe supérieur gauche du poumon, nous montrent encore ce que les plus simples recherches anatomiques font reconnaître, comment la lame gauche du médiastin s'insère au sternum, ils nous apprennent aussi que, contrairement aux faits admis, elle s'insère au bord gauche, et qu'en même temps, l'ouverture d'un espace intercostal au bord gauche du sternum, lorsque des adhérences accidentelles de la plèvre ne s'y opposent pas, doit amener chaque fois le pneumothorax.

Si l'on ouvre la cavité abdominale, l'application horizontale du cœur sur la moitié gauche du diaphragme peut rendre cet organe sensible au toucher, et comme dans ces circonstances son application immédiate sur les cartilages costaux peut se reconnaître également, et par les bruits de percussion et en mettant la plèvre à nu, il résulte de tout cela que les ventricules s'emboîtent également entre le diaphragme et les cartilages costaux; le bord affilé du ventricule droit dans l'angle du même nom, le bord mousse du ventricule gauche circonscrit par la crénelure du bord antérieur gauche du poumon dont nous avons parlé, la pointe du cœur recouverte par l'allongement linguiforme derrière l'extrémité costale du sixième cartilage costal, tandis que les deux oreillettes et les vaisseaux primordiaux sont entourés de toutes parts par leur application dans la concavité de la face interne des deux poumons. Dans ces circonstances, pendant la systole ventriculaire, la paroi antérieure correspondante de la poitrine est ébranlée moins fortement, et le choc du cœur a lieu entre le cinquième et le sixième cartilage costal à trois pouces environ du bord du sternum ; et pendant l'application du lobe gauche du foie au sixième cartilage costal à deux pouces seulement environ du sternum.

Si maintenant on introduit le doigt dans l'œsophage par le conduit, on atteint la partie postérieure de la base des ventricules, on trouve entre eux un espace assez grand, espace qui augmente par le soulèvement de la paroi thoracique moyenne et l'abaissement des ventricules, et ne permet même pas à la base de ces cavités d'atteindre le sommet de l'angle.

Si maintenant on ouvre encore le sac pleurétique droit, on voit le cœur et l'on se convainct de plus en plus de quelle manière immuable les ventricules sont placés, comme leur paroi convexe est suspendue à la paroi thoracique antérieure, tandis que les oreillettes et les vaisseaux primordiaux flottent entre les poumons.

Dans la position du cœur dite verticale, la paroi convexe de cet organe n'est nullement en contact avec la paroi thoracique, les autres rapports sont presque les mêmes. Dans cette position, on ne peut que plus difficilement toucher le cœur par le diaphragme, et il est plus facile à mouvoir, surtout si l'on ouvre la cavité thoracique droite; il a perdu sa situation immobile. La mobilité du cœur atteint son maximum dans l'hydrocardie et dans les épanchements abondants du péricarde. Dans la position verticale du cœur, la paroi thoracique antérieure n'est pas ébranlée, le choc du cœur disparaît, la région de l'estomac est fréquemment ébranlée et contractée par la systole cardiaque.

Si nous comparons ce que nous avons dit sur la disposition de l'appareil circulatoire et sur les bords des poumons avec les faits observés chez le sieur Groux, il en résulte que la position horizontale du cœur chez lui peut être reconnue, et que les autres rapports relatifs aux bords du poumon et aux parties de l'appareil circulatoire situées derrière le sternum coïncident avec ceux qu'on observe chez les autres individus jeunes et sains.

Comme on le verra plus loin, les rapports des deux sacs de la plèvre et du péricarde chez le sieur Groux sont altérés par des épanchements déjà antérieurs et anormaux dans des régions étendues, ainsi que par des adhérences; et il serait possible que dans les parties supérieures des poumons on retrouve des infiltrations appartenant à des temps antérieurs ou à des époques plus récentes.

Les embouchures artérielles du cœur sont situées derrière la moitié gauche du sternum, à la hauteur de la troisième côte; depuis cet endroit, l'aorte ascendante se dirige vers le second cartilage costal droit, elle est située derrière celui-ci, en dedans de la veine-cave descendante; elle n'est visible en aucun point de la fissure mentionnée, parce qu'elle s'étend derrière l'oreillette droite, et que celle-ci est encore recouverte par le bord antérieur du poumon droit; l'artère pulmonaire se dirige à gauche. Par suite de son diamètre ordinaire, et en raison de ce qu'elle est recouverte par le lobe supérieur gauche du poumon, elle n'est appréciable à la paroi thoracique gauche que par la pulsation de sa paroi (systole) et par le bruit de sa valvule (diastole).

A la hauteur de la première côte, la crosse de l'aorte se croise avec le sternum, et dans le cas qui nous occupe, avec la fissure qui lui correspond : dans la même région la veine innominée gauche se croise aussi avec la fissure.

Si l'on place le doigt dans cet endroit de la fissure, il peut percevoir les deux tons de l'aorte, c'est-à-dire, les pulsations de sa paroi (ton systolique), et le bruit de sa valvule qui se ferme (ton diastolique). Dans cette région, la crosse de l'aorte est recouverte par le bord antérieur du poumon droit, circonscrit entre les parois de la fissure et la lame droite du médiastin, ce qui fait que les tons de l'aorte sont perceptibles aussi dans toutes les parties adjacentes. La fissure n'est point visible, ni perceptible au toucher, dans les deux points ci-dessus mentionnés, pendant la durée de la pose qui sépare ces deux tons; le doigt ne peut percevoir aucune différence dans les organes situés sous la paroi qui recouvre la fissure.

La veine innominée gauche n'est en aucun moment visible ni perceptible derrière ces parois, ce qu'explique l'application immédiate de ce vaisseau contre la région du poumon située derrière cette fissure.

Ce fait, que l'arc aortique ne peut être perçu par le doigt qu'en certains points, vient confirmer encore les conclusions que nous avons tirées précédemment de nos observations; conclusions par lesquelles nous admettons qu'on ne peut percevoir les artères qui se trouvent dans les conditions normales, que pendant la vibration de leurs parois et par l'effet même de cette vibration : ce qui a donné lieu à l'admission de cette erreur, à savoir que les pulsations des artères sont liées d'une manière immédiate au mouvement du torrent artériel, et que les artères se vident quand cesse le mouvement. Si chez le sieur Groux l'aorte avait de la rigidité et se trouvait recouverte de callosités (phénomène ordinaire chez les vieillards), le doigt pourrait la sentir sans discontinuité dans la région ci-dessus dénommée. Les callosités en s'étendant devraient rendre sa forme et sa grosseur visibles; la manifestation et la force de ses temps devraient être en raison inverse de l'étendue de ces callosités.

Lorsque des anévrismes à l'aorte amènent des troubles dans la moitié gauche du *manubrium sterni,* ou que des anévrismes de l'aorte ascendante en amènent à la deuxième côte du côté droit, lorsqu'on peut les percevoir à la paroi thoracique, dans les points où le bord du poumon droit situé en avant de ces vaisseaux est moins facile à reconnaître, à cause du tissu granuleux qui l'enveloppe; lorsque, dis-je, l'embouchure de l'aorte et sa valvule ont conservé leur nature et leur glabréité normales, on peut percevoir les deux tons sur cette tumeur que l'on sent sous le doigt, de la même manière que dans la fissure que nous décrivons; seulement les deux tons se manifestent alors avec une force et une évidence d'autant moindres que la rigidité de l'aorte est plus grande : entre ces deux tons la tumeur ne cesse pas d'être visible et perceptible au toucher.

Lorsque dans de semblables anévrismes, ce qui se présente beaucoup plus fréquemment, il existe des aspérités à l'embouchure de l'aorte ou qu'il y a insuffisance des valvules, le ton systolique ou le ton diastolique, ou même tous deux, se transforment en bruits, ou se trouvent masqués par des bruits. Des faits nombreux et bien établis nous font admettre que, dans la dénudation intérieure des artères produite par les anévrismes, il ne se produit aucun bruit parce que le torrent artériel et les parois ne se trouvent pas dans les rapports ci-dessus mentionnés.

Notre observation nous fournit encore un sujet d'instruction, elle nous montre qu'à l'état normal les artères ne sont perceptibles au toucher que pendant la vibration de leurs parois, résultant de la systole ventriculaire. De même aussi, il y a de grosses veines qu'on ne peut reconnaître au toucher et qui deviennent perceptibles par les vibrations de leurs parois ; pour les veines situées profondément, cette vibration ne peut s'entendre que dans le bruit connu sous le nom de bruit de diable.

La paroi des veines peut être mise en vibration par une tension modérée, due à l'accélération du torrent veineux (voyez *Journal de Prague*, 4e n°, S. 1853, tome III). On a désigné le son produit par les vibrations, sous le nom de bruit de diable ; comme on peut voir et sentir ces vibrations en certaines régions de la peau, il en résulte évidemment que les couches du tissu cellulaire, les fascias qui sont situés entre la peau et les parois de ces veines, les muscles grêles comme ceux que recouvre la veine jugulaire interne sont mis en vibration par les parois de ces veines. Lorsqu'on a quelques notions sur le bruit de diable on ne saurait affirmer que dans ce bruit les vibrations des parois avoisinantes des veines soient idiopathiques.

Comme chez le sieur Groux, on ne reconnaît nulle part le bruit de diable et comme ce bruit n'existe pas à la veine innominée gauche, il est clair que cette veine ne saurait être perceptible.

Les artères et les veines à l'état physiologique n'étant en aucune façon perceptibles que pendant leurs vibrations, et ne pouvant être distinguées à l'aide du doigt des parties molles qui les entourent, se trouvent sous ce rapport dans les mêmes conditions que tous les tissus qui composent notre corps. Un muscle dans l'inaction ne saurait à l'aide du doigt se distinguer des autres parties molles environnantes (tissu graisseux, cellulaire, vaisseaux, foie, rate, reins), un faisceau musculaire ne devient visible ou sensible au toucher que par son raccourcissement ou sa résistance.

Une investigation très-simple permet de constater le fait pour tous les muscles superficiels ; l'apparition de crampes (raccourcissement et résistance indépendants de la volonté) dans les muscles superficiels, dans les péronniers, par exemple, est encore une preuve de ce que j'avance. La contraction des faisceaux musculaires est accompagnée d'une vibration ; des expériences faites à l'aide d'aiguilles sur de grands animaux, pendant la systole, ont démontré l'existence de vibrations dans les cavités du cœur ; les vibrations se propagent par les parois des artères comme les pulsations de ces vaisseaux ; elles sont visibles et sensibles à la paroi thoracique pendant le choc du cœur et même lorsqu'il n'a pas lieu.

Dans la position du cœur dite horizontale, la paroi convexe de cet organe repose sur les cartilages costaux énumérés ci-dessus ; comme la périphérie du cœur pendant la diastole est plus considérable que pendant la systole, et qu'en même temps la paroi thoracique antérieure se dilate plus pendant le premier de ces mouvements que pendant le second, on peut voir par là pourquoi le cœur, pendant la diastole, ne fournit pas de signes sensibles de son application contre la paroi thoracique ; on comprend ainsi ce qui a conduit à penser avec erreur que le cœur s'éloigne de la paroi thoracique pendant la diastole ; ces faits montrent en même temps pourquoi pendant la systole la paroi thoracique est ébranlée et peut en quelque sorte se distendre et s'élever (choc du cœur). — D'autres parties molles ne se présenteront sous cette forme que dans ce moment, alors qu'elles ont perdu leur texture normale. Le tissu cellulaire ne pourra se distinguer que dans le cas d'induration et d'infiltrations ; les ganglions lymphatiques, le foie, la rate, les reins ne deviendront sensibles qu'en augmentant de dureté. — Tant que le foie, la rate et les reins conservent leur degré normal de dureté, leur périphérie peut s'accroître sans que pour cela on puisse reconnaître ces organes à l'aide du doigt ni en assigner l'étendue : leurs dimensions ne peuvent se reconnaître qu'à l'aide d'autres moyens d'investigation, telle que la percussion, par exemple. — Il résulte des rapports anatomiques du cœur avec la paroi thoracique antérieure, que le corps sphérique situé dans la fissure sternale, entre la deuxième et la quatrième côte, et qui devient visible à certains moments n'est autre chose que l'oreillette droite. Les oreillettes sont situées au-dessus des orifices artériels à peu près à égale distance de chaque côté de ces vaisseaux : l'oreillette droite, sur la droite et en avant ; l'oreillette gauche derrière et du côté opposé. L'oreillette droite est située en même temps au-dessus de la troisième côte, à la droite de la moitié gauche du sternum, c'est-à-dire, au-dessus du sternum et du cartilage costal droit ; elle s'étend par en haut jusqu'au deuxième cartilage costal droit, passe en avant de l'aorte ascendante et au-dessous de la partie transversale de l'arc aortique ; en avant enfin l'oreillette droite est recouverte par le bord antérieur du poumon droit, qui lui-même est enclavé entre la lame droite du médiastin et la plèvre costale droite. On ne peut sentir et apercevoir l'oreillette dans la fissure qu'à certains moments ; dans l'intervalle la peau qui recouvre la fissure semble flasque et uniformément molle, ce qui trouve son explication toute naturelle dans l'état où sont les muscles de cette région pendant ces différents moments : en effet, les faisceaux musculaires ne sont sensibles au toucher que pendant la systole, et ne peuvent se distinguer des parties molles avoisinantes pendant la diastole.

La fissure sternale offre une certaine résonnance due à la disposition du bord antérieur du poumon droit.

Ainsi il est certain que le corps sphérique qui apparaît à certains intervalles dans la fissure sternale et qui se contracte de haut en bas , et de droite à gauche, n'est autre chose que l'oreillette droite. Pendant la diastole ce corps se soustrait au toucher, non pas parce que sa position change, mais parce que les muscles en repos échappent au doigt, fait démontré par la très-légère diminution de volume produite par la systole, pendant laquelle l'oreillette ne change pas de place. Ce corps présente d'ailleurs encore un certain volume au moment où il va cesser d'être perçu par l'ouïe et le doigt.

Si l'on place une main à la pointe du cœur et l'autre à la partie antérieure de l'arc aortique et qu'on fixe ses regards sur l'oreillette droite, on verra que la systole commence à la partie la plus élevée de l'oreillette droite, environ à la hauteur de la deuxième côte droite ; qu'elle s'étend en arrière et à gauche, et qu'elle vient se terminer à la hauteur de la quatrième côte. On sentira à l'aide des doigts le choc du cœur et la pulsation de l'aorte.

Le choc du cœur est une preuve palpable de la systole ventriculaire dans un espace intercostal à la hauteur duquel se trouve la paroi convexe de l'appareil circulatoire. Les faits que nous venons de constater mettent hors de doute, ce qui est d'ailleurs reconnu depuis longtemps, que la systole cardiaque commence par les oreillettes et à peu près à l'embouchure des vaisseaux veineux, et s'étend par une progression continue jusqu'aux ventricules.

La systole cardiaque suit la diastole. Pendant la diastole on voit chez le sieur Groux comment le cœur se gonfle successivement à partir des ventricules jusqu'à la partie supérieure des oreillettes, et comment à la fin de cette distension recommence la systole.

On peut admettre que la replétion des oreillettes atteint le degré nécessaire pour que la systole se produise avant que la diastole des ventricules n'atteigne le même degré par l'effet de la systole auriculaire.

Les phénomènes de percussion à la paroi thoracique antérieure gauche sont identiquement les mêmes que chez les autres sujets jeunes et bien portants.

La paroi convexe du cœur s'applique entre le quatrième et le sixième cartilage costal contre la paroi thoracique ; la lame gauche du médiastin et la plèvre costale se trouvent en contact dans la même région ; le bord antérieur du lobe supérieur gauche du poumon présente une échancrure assez forte, comme le prouve le son clair donné par la percussion entre la quatrième et la cinquième côte en dehors du bord sternal gauche, région où normalement le son est mat. Entre la troisième et la quatrième côte du côté gauche, le son est proportionnellement plus mat qu'à l'ordinaire, parce que le bord antérieur du poumon s'étend jusqu'au sternum ; ce bord n'a cependant qu'une petite étendue et ne recouvre qu'une partie de la paroi antérieure du ventricule, les vaisseaux qui partent de ce point et l'oreillette gauche. Au sixième cartilage costal gauche le son est d'abord plus mat, en raison de la matité qui existe en haut, entre la quatrième et la cinquième côte, et de l'application contre ce même cartilage du lobe gauche du foie. Un peu plus loin et en dehors on trouve sur le même cartilage un peu moins de matité, ce qui nous démontre l'allongement linguiforme du lobe supérieur gauche du poumon vers la pointe du cœur.

Le peu de convexité de la moitié droite de la poitrine, ses rapports avec les organes qui avoisinent sa périphérie et la convexité plus saillante de la moitié droite du diaphragme montrent suffisamment que le sac de la plèvre de ce côté a été rétréci par des accidents pleurétiques.

Le sieur Groux dit avoir souffert fréquemment, depuis plusieurs années, de points des deux côtés. Il eut à souffrir aussi pendant longtemps d'oppression de poitrine avec divers symptômes.

Une appréciation plus attentive de l'état de la région cardiaque fera reconnaître encore, qu'il doit exister à la plèvre du côté gauche des adhérences plus étendues qu'à l'ordinaire; il est enfin plus que probable que les surfaces glabres du péricarde ont dû être atteintes de rétrécissement et de rigidité.

La présence d'exsudations pleurétiques et péricardiaques simultanées, et les fréquentes oppressions de poitrine dont Groux a souffert, expliquent tout d'abord les faits que nous venons de mentionner; la structure anatomique de cette région donne encore plus de vraisemblance à ces apparences. Nous ne parlons ici que d'apparences, car il serait possible que, dans notre observation, nous ayons attribué à l'anomalie du sternum certains phénomènes anormaux qui se présentent quelquefois et qui pourraient alors fournir d'autres éclaircissements pour le cas qui nous occupe : si ce n'était cela nous soutiendrions notre thèse en toute assurance.

Chez le sujet dont il est question, on peut voir que le choc du cœur n'est que très-confusément perceptible entre la cinquième et la sixième côte en dehors du bord interne de la moitié gauche du sternum, et entre la quatrième et la cinquième côte sur le mamelon gauche, c'est-à-dire, à une distance de 10 centimètres et demi environ du même bord du sternum : l'ébranlement produit à la région thoracique correspondant par la systole cardiaque n'est aussi perceptible que d'une manière très-confuse. Plus loin, c'est-à-dire, entre la quatrième et la cinquième côte, la percussion donne les mêmes résultats qu'à la hanche ; le son obtenu ne varie pas le long du bord sternal gauche qui limite cette région, et il ne subit aucune modification pendant les mouvements de profonde respiration.

Quoique nous nous réservions de traiter dans un autre temps des mouvements du cœur considérés relativement à la paroi thoracique, nous regardons cependant comme utile dans ce moment d'en dire quelques mots.

Dans la position du cœur, dite horizontale, la paroi intérieure des ventricules est tellement circonscrite dans la concavité qui existe entre le quatrième et le sixième cartilage costal qu'elle doit nécessairement affecter la forme de cette partie du thorax ; puisque, d'ailleurs, l'application de la lame droite du médiastin et de la plévre costale est si immédiate qu'il n'existe jamais aucun intervalle entre elles. La paroi postérieure des ventricules repose de la même manière sur le centre aponévrotique, qui acquiert un peu de convexité pendant la systole ventriculaire, convexité due à l'application du lobe gauche du foie, comme on peut s'en convaincre surtout sur le cadavre d'un enfant. Pendant la diastole, le centre aponévrotique offre une surface plane, souvent concave sur le cadavre. Aprés la systole ventriculaire, la dépression due au foie est compensée par la présence de la liqueur séreuse du péricarde, qui pendant la systole est rejetée de chaque côté du péricarde sur le cadavre et qui, pendant la diastole, remplit le creux que nous avons signalé.

La surface postérieure du centre aponévrotique est recouverte par la concavité du diaphragme correspondant à la convexité du foie, car les surfaces séreuses que l'on y trouve se touchent d'une manière immédiate, et aucun intervalle ne saurait exister entre elles. Le centre aponévrotique doit sa grande force de résistance à l'application trés-étendue du foie contre la colonne vertébrale et contre les côtes du côté droit.

Par derrière, la base des ventricules n'atteint pas la paroi antérieure de la colonne vertébrale ; l'aorte thoracique descendante même, et l'œsophage ne supportent aucune pression de la part du cœur ; les oreillettes et les vaisseaux primordiaux sont complétement séparés des régions que nous venons de mentionner, par leur disposition dans la concavité des poumons. La base des ventricules, comme les oreillettes, est circonscrite en grande partie par les poumons.

Si la paroi thoracique antérieure est soulevée par l'inspiration, et si son diamétre situé entre le sternum et la colonne vertébrale s'allonge, les ventricules, la partie antérieure du centre aponévrotique et la partie antérieure du foie suivent le même mouvement. Le creux semi-lunaire du bord antérieur du lobe supérieur gauche du poumon et son prolongement linguiforme n'éprouvent aucun changement. La région postérieure du cœur, au contraire, s'éloigne de la colonne vertébrale, les bords postérieurs du poumon se rapprochent de la ligne médiane et viennent comprimer davantage la base des ventricules. Par le fait de l'inspiration, les parties charnues du diaphragme, c'est-à-dire, ses faisceaux latéraux et médians postérieurs s'applanissent graduellement; cette position et ce changement de forme du diaphragme permettent aux poumons de circonscrire la région postérieure du cœur d'une manière plus compléte.

Pour la parfaite connaissance des divers rapports de position du cœur, il serait nécessaire de savoir de quelle manière se comportent les lames du médiastin et les bords postérieurs des poumons par rapport à la colonne vertébrale; il faudrait savoir encore si, comme il est vraisemblable pour nous, les lames du médiastin ne sont pas en contact immédiat derrière l'embouchure de l'aorte et la base des ventricules, et en avant de l'œsophage et de l'aorte thoracique descendante, à peu près comme cela a lieu au bord sternal gauche, au-dessus de la quatrième côte, à la région où les deux poumons ne sont séparés que par l'épaisseur de ces lames.

Le cœur étant dans la position horizontale, si l'on

percute la poitrine entre le quatrième et le cinquième cartilage costal gauche, pendant les mouvements d'une respiration un peu prolongée, on trouvera, ce qu'avait signalé Skoda, que le bruit est plus intense pendant l'inspiration que pendant l'expiration.

D'après nos observations, cette différence dans les sons donnés par la percussion trouve son explication dans les rapports de la partie postérieure du cœur que nous venons de mentionner ; et nous ne pouvons accorder qu'elle soit liée aux variations des rapports de la paroi antérieure du cœur avec le poumon gauche. Voici des faits qui, selon nous, donnent assez de fondement à l'opinion que nous avançons : 1° les rapports de la paroi antérieure du cœur avec le bord antérieur du lobe supérieur gauche du poumon ne varient pas pendant la respiration ; 2° la différence que nous avons signalée n'existe pas lorsqu'on percute doucement entre le quatrième et le cinquième cartilage costal, elle apparaît aussitôt qu'on percute avec plus de force. Les rapports pathologiques parlent très-haut en faveur de l'explication que nous donnons ; toutes les fois que, par des adhérences de la plèvre, la région postérieure des ventricules se trouve moins circonscrite par les poumons ; toutes les fois que des exsudations se produisent entre la paroi postérieure des ventricules et la région correspondante des poumons, et empêchent ainsi les bords postérieurs des poumons de se rapprocher de la ligne médiane pendant l'inspiration, la différence que nous avons signalée dans la percussion à la région cardiaque pendant la respiration disparaît. La présence d'adhérences entre les surfaces glabres du péricarde ne paraît rien devoir changer, selon nous, aux faits que nous venons d'énoncer, bien que les adhérences du péricarde accompagnent fréquemment celles qu'on observe aux plèvres.

Il résulte de notre observation qu'entre la quatrième et la cinquième côte, le son obtenu par la percussion, est le même qu'à la hanche, et ne varie nullement pendant les mouvements de respiration profonde ; les adhérences étendues et rugeuses de la plèvre gauche, et en particulier celles qui occupent la région postérieure des ventricules, ne produisent également aucune modification aux résultats de la percussion. De plus, l'identité des phénomènes de la percussion observés entre le quatrième et le cinquième cartilage costal avec ceux obtenus à la hanche, l'ébranlement de cette région (plus étendue qu'à l'ordinaire), dû à la systole ventriculaire, et de faibles secousses produites par le choc du cœur, nous démontrent que la lame gauche du médiastin a contracté des adhérences avec la plèvre costale du même côté ; que cette lame s'étend par suite de ce fait un peu plus en dehors que d'ordinaire ; ces faits nous montrent en outre qu'il doit exister des adhérences aux surfaces glabres du péricarde.

Dans l'hydrocardie et dans les vastes exsudations du péricarde, les phénomènes que nous venons d'étudier varient de la même manière à la région cardiaque, l'amplitude du péricarde augmente par l'effet de ces affections, les rapports de la paroi antérieure du cœur avec les cartilages costaux gauches subissent des modifications ; cette paroi s'enroule graduellement et un peu en dehors ; le bord antérieur du poumon gauche perd peu à peu sa crénelure semi-lunaire, se rapproche du bord sternal, ce qui veut dire que le cœur change sa position horizontale pour la position verticale. Enfin, l'on voit, comme cela arrive d'ailleurs régulièrement quelquefois, lorsque des tubercules se développent, comment la résonnance augmente progressivement avec les exsudations du péricarde à la paroi thoracique, entre le quatrième et le sixième cartilage costal; comment la différence pendant les bruits respiratoires que nous avons signalée plus haut, devient de plus en plus manifeste; comment les ébranlements de la paroi thoracique dûs à la systole diminuent au contraire, et de quelle manière le choc du cœur devient moins sensible. Enfin, le choc disparaît et aprés lui les ébranlements; on peut observer des excavations pendant la systole ventriculaire dans le quatrième, dans le cinquième espace intercostal et au creux de l'estomac; en définitive, dans les exsudations et les épanchements abondants, la région cardiaque ne laisse plus percevoir aucune trace de mouvement du cœur. Cet accroissement de la résonnance à la paroi thoracique, observé dans les épanchements et les exsudations du péricarde et dû à ce que l'on nomme changement de position du cœur, est, à notre avis, la cause fondamentale des nombreuses difficultés qui environnent le diagnostic et la base de la discussion que Laënnec a laissée pendante, parce qu'il ignorait les rapports que nous venons d'étudier; discussion sur laquelle la plupart de ses successeurs ont gardé le silence.

CONCLUSION.

Enfin la question suivante se présente d'elle-même : que peut-on conclure relativement à la théorie si difficile et si vaste des mouvements du cœur, d'une appréciation rigoureuse des phénomènes observés à la paroi antérieure de la poitrine du sieur Groux ? Il est évident de soi-même que la paroi thoracique antérieure peut éprouver divers changements par les mouvements du cœur, suivant les diverses situations de la paroi antérieure du ventricule. Les mouvements du cœur modifient de la manière la plus sensible la paroi thoracique antérieure, lorsque la lame gauche du médiastin est appliquée suivant son état normal sur la plèvre costale, entre le quatrième et le sixième cartilage costal; c'est-à-dire, pendant que le cœur occupe la position dite horizontale. Les modifications que subit la paroi antérieure de la poitrine sous l'influence des mouvements du cœur se comportent différemment, lorsque le bord antérieur gauche du poumon est circonscrit dans la région ci-dessus dénommée par la lame gauche du médiastin et par la plèvre costale, c'est-à-dire, dans la position du cœur dite verticale. Enfin des modifications sont encore produites à la paroi thoracique antérieure par les rapports pathologiques des parois du cœur, du péricarde, des vaisseaux primordiaux, et par tous les changements de position que le cœur peut affecter.

Comme notre observation du cœur chez le sieur Groux nous présente les mêmes rapports que ceux observés en général chez les sujets jeunes et bien portants, nous ne donnerons sur ce point que de courts éclaircissements.

Nous avons fait voir précédemment les rapports de cet organe, la manière dont les ventricules s'emboîtent en grande partie sur la colonne vertébrale avec laquelle ils sont en rapport par les cartilages costaux gauches et inférieurs et par le centre aponévrotique du diaphragme; nous avons montré également comment la pointe du cœur se trouve recouverte en avant par le prolongement linguiforme du lobe supérieur gauche des poumons, et comment les surfaces inférieures correspondantes du diaphragme doivent à l'application du foie une grande force de résistance.

Dans cette situation, le cœur ne peut subir aucun changement de position par l'effet de la systole, surtout par en bas, car la partie fixe de la portion correspondante du diaphragme, c'est-à-dire, le lambeau antérieur du centre aponévrotique s'y oppose. Il ne peut pas non plus se mouvoir par en haut, parce qu'il ne peut exister d'hiatus entre sa paroi inférieure et le diaphragme, et parce que la résistance de cet organe l'emporte sur la force de traction du cœur. On peut se convaincre de la manière la plus certaine, par des vivisections sur de petits animaux, que le cœur, par l'effet de la systole, ne peut subir aucun déplacement (il est bien entendu que nous nous mettons en dehors de l'hydrocardie et des épanchements abondants du péricarde). Chez les lapins la paroi thoracique s'atténue légèrement en pointe en avant, les côtes sont très-flexibles, et l'on peut par une légère pression constater, à l'aide du doigt, de chaque côté, la rigidité et l'ébranlement produits par la systole ventriculaire. Chez les quadrupèdes mammifères, le cœur est dans la position verticale. Si chez l'un d'eux, on ouvre la cavité abdominale, si l'on éloigne le foie du diaphragme, on peut voir les mouvements du cœur et se convaincre de la vérité de nos assertions.

Le meilleur moyen de s'assurer de la manière dont le cœur change de forme par la systole, et de la direction suivant laquelle se contractent ses cavités, consiste à fixer des aiguilles à l'endroit où se produit le choc du cœur et dans d'autres points encore, comme nous le ferons voir dans un autre temps. La forme du cœur varie par l'effet de la systole (rigidité et raccourcissement), fait qui se reproduit pour tous les muscles, et que, dans le cas particulier qui nous occupe, on peut voir et toucher; l'oreillette droite se raccourcit aussi par l'effet de la systole et acquiert une certaine rondeur, lorsque les ventricules changent de forme de la même manière par la systole ventriculaire; et lorsque le diamètre compris entre leur paroi convexe et leur surface plane augmente, la partie la plus flexible de leur paroi se trouve soulevée en dehors par le fait de l'enclavement des ventricules, ce qui est visible dans le cinquième espace intercostal : cette projection constitue ce que l'on appelle choc du cœur. A côté de la région où apparaît le choc du cœur, on peut percevoir l'ébranlement de la paroi ventriculaire partout où le cœur est en contact avec la paroi thoracique; celà est encore visible à la partie supérieure du creux de l'estomac, ce qui nous montre comment la paroi inférieure de l'appareil circulatoire ébranle de la même manière le diaphragme, le foie et la paroi abdominale.

On voit aussi clairement, d'après ces faits, quelle influence peut avoir sur ce choc du cœur l'étendue et la dureté que présente de temps à autre le foie. Cela montre aussi comment dans l'atrophie du lobe gauche de cet organe, ou, bien plus encore, dans le *tympanitis peritonæi*, affection dans laquelle le lobe gauche du foie se sépare du diaphragme, et où cet organe tout entier perd sa fixité, comment, dis-je, le choc du cœur devient peu sensible ou cesse même complétement de se manifester, parce que le développement des ventricules dû à la systole se fait plus facilement place qu'en soulevant un espace intercostal. Outre l'explication du choc du cœur qu'on peut tirer des rapports anatomiques des ventricules que nous venons d'étudier, et de la force de résistance qu'acquiert le diaphragme par l'application du foie, on trouve d'autres éclaircissements sur ce phénomène dans l'allongement du diamètre des ventricules par l'effet de la systole ventriculaire, allongement qui produit une rigidité qui rend ces cavités palpables dans un espace intercostal et qui, dans certains cas particuliers, leur donne même une force suffisante pour soulever une ou deux côtes. Nous devons encore remarquer en terminant que c'est aux adhérences de la plèvre gauche et du péricarde, qu'il faut attribuer dans le cas qui nous occupe la manifestation à peine aussi sensible qu'à l'ordinaire du choc du cœur et de l'ébranlement de la paroi thoracique au cinquième et au quatrième espace intercostal (à la hauteur du mamelon pour ce dernier), quoique chez Groux la paroi antérieure du cœur présente une surface d'application contre la région thoracique plus grande qu'ordinairement.

Enfin, nous devrions observer encore en quelle façon la force contractile des poumons modifie la fissure du sternum et l'oreillette droite qui se présente dans cette fissure; mais comme ces rapports ne s'écartent en rien des faits normaux, et que la fissure sternale en particulier se comporte comme un espace intercostal ordinaire, nous renverrons le lecteur au traité déjà cité par nous (*Journal de Prague*, S. 1853, 3e vol.). Chez le sujet qui nous occupe, la force contractile des poumons est considérable, comme le montrent l'exiguité des diamètres de la poitrine, la profondeur des espaces intercostaux et de la fissure sternale, la position du cœur, la pâleur de la peau et l'apparence peu prononcée des veines tégumentaires.

On pourrait considérer la grande force contractile des poumons chez Groux comme la cause du peu de développement de son corps, et en induire aussi, que malgré son genre de vie convenable, ce jeune homme ne saurait se croire garanti pour toujours contre les infiltrations tuberculeuses; nous avons dit d'ailleurs qu'il avait eu de fréquentes oppressions de poitrine.

APPENDICE.

EXTRAIT DE LA GAZETTE HEBDOMADAIRE DE MÉDECINE ET DE CHIRURGIE.

FISSURE DU STERNUM.

ÉTUDE DES BATTEMENTS DU CŒUR.

La Société médicale allemande de Paris a consacré la plus grande partie des séances des 19 et 26 mars à l'examen d'un cas curieux de fissure du sternum. Cette fissure, qui représente un sillon longitudinal, n'étant recouverte que par la peau, et ayant, au moment de l'inspiration, une largeur de 2 à 5 centimètres, offre à l'étude des battements du cœur une sorte d'expérience toute préparée. On trouvera plus loin, au compte rendu des séances de la Société, le rapport de la commission chargée de cet examen.

Le sujet porteur de cette fissure, M. Groux, de Hambourg, a déjà parcouru une partie de l'Allemagne. M. Hamernik, de Prague, dans la *Wiener medizinische Wochenschrift* (*Gazette hedomadaire de médecine de Vienne*, n°s 29 à 32, 1853), et M. le professeur Forget, de Strasbourg, dans la *Gazette médicale de Strasbourg* (n° 3, 1855), ont déjà entretenu le monde médical de cette rare anomalie. En ce qui concerne les déductions physiologiques qu'on peut tirer de ce fait, relativement à la question encore controversée de nos jours, des battements du cœur, l'examen de M. Groux nous paraît de nature à confirmer la doctrine harveyenne de la circulation. L'oreillette droite forme, en effet, au travers des parties molles, une tumeur dont l'*affaissement maximum* est isochrone avec le choc du cœur contre les parois pectorales et avec le pouls artériel, par conséquent avec la systole ventriculaire. Quant au mécanisme suivant lequel le cœur est projeté contre la paroi pectorale, il est évident que l'examen de M. Groux ne peut fournir à cet égard aucun éclaircissement, cette question étant de l'ordre expérimental. S'il ressort de cet examen que le choc du cœur est isochrone à la systole ventriculaire, ce fait aura contribué à redresser une théorie erronée, et ajouté une preuve de plus à l'ancienne doctrine de la circulation.

JULES BÉCLARD.

SOCIÉTÉ MÉDICALE ALLEMANDE DE PARIS.

SÉANCE DU 26 MARS 1855. — PRÉSIDENCE DE M. MÉDING.

RAPPORT DE LA COMMISSION CHARGÉE D'EXAMINER LE CAS DE FISSURE DU STERNUM PRÉSENTÉ PAR M. GROUX.

« Au milieu de la poitrine, correspondant au sternum, on aperçoit un sillon longitudinal et fusiforme, qui est bordé des deux côtés par une lame osseuse ; ce sillon communique directement avec la région hyoïdienne inférieure. Du côté gauche, une partie osseuse, appartenant, soit à la première côte, soit à la lame qui borde le sillon, fait saillie dans ce dernier. Vers la région épigastrique, la largeur de cette fissure sternale diminue assez rapidement, les deux lames qui la bordent paraissent être unies par un pont osseux représentant un appendice xiphoïde rudimentaire. A la hauteur de la troisième et de la quatrième côte, la fissure a une largeur de 2 centimètres 1/2, lorsque la respiration est normale. Mais si M. Groux presse les deux mains l'une contre l'autre, ou qu'il serre sa tête entre elles, de manière à faire agir les grands pectoraux, la fissure s'élargit jusqu'à 5 centimètres, en même temps la tension des téguments fait peu à peu disparaître le sillon. Lorsque la respiration est normale, ce sillon a une profondeur de 2 centimètres; si M. Groux se ferme la bouche et le nez, et fait alors un fort mouvement inspiratoire, la profondeur du sillon est de 3 centimètres 1/2, et enfin de 4 centimètres, lors d'une inspiration libre et forcée. Lors d'une expiration forcée, le sillon disparaît totalememt et une tumeur fusiforme, qui dépasse le niveau de la paroi thoracique, le remplace.

» La clavicule et le mamelon du côté droit sont plus élevés que les points correspondants du côté opposé; le mamelon gauche est plus éloigné de la ligne médiane que celui du côté droit. Le grand pectoral gauche est plus développé que celui du côté opposé, quoique M. Groux prétende se servir de préférence du bras droit. Dans la région dorsale on remarque une déviation à gauche de la colonne vertébrale; à partir environ de la dixième jusqu'à la quatorzième vertèbre, les corps de ces os sont légèrement tournés à droite, tandis que les apophyses épineuses regardent à gauche. Le faisceau formé par les muscles élévateurs de l'omoplate droite est plus fort que celui des muscles correspondants du côté opposé, en même temps l'angle inférieur de l'omoplate est plus élevé à droite qu'à gauche.

» La circonférence de la moitié thoracique droite, à la hauteur du mamelon, est de 38 centimètres, à gauche d'un peu plus de 39.

» Une inspiration profonde fait saillir les muscles sterno-hyoïdien et sterno-thyroïdien du côté gauche, ils s'insèrent au bout supérieur de la lame osseuse qui borde la fissure sternale; à droite ces muscles sont moins développés, on les aperçoit cependant lorsque M. Groux exécute un mouvement de déglutition.

» La percussion de la cavité thoracique droite donne un son de longueur normale depuis le sommet du poumon jusqu'à la hauteur de la troisième côte; à partir de là, il devient plus court; entre la quatrième et la cinquième côte il y a matité complète, tant pendant l'inspiration que pendant l'expiration. A partir du bord gauche de la fissure sternale et à la hauteur de la quatrième côte, cette matité s'étend dans une longueur de 6 centimètres, à la hauteur de la cinquième côte, de 8 centimètres 1/2, et à la hauteur de la sixième côte de 9 centimètres. Dans la ligne axillaire on reconnaît la rate à la hauteur de la huitième côte.

» Dans la partie supérieure de la cavité thoracique droite le son est aussi de longueur normale, il devient plus court entre la cinquième et la sixième côte; dans la ligne axillaire le foie remonte jusqu'à la septième côte, et dans la région dorsale jusqu'à la neuvième.

» L'auscultation ne donne aucun signe anormal.

» La percussion du sillon sternal donne un son plus court que celle des cavités thoraciques. Dans la partie supérieure du sillon sternal, on voit se former à des intervalles réguliers une tumeur oblongue, qui augmente de volume lors d'une expiration soutenue; dans ce dernier cas, la percussion donne une matité complète.

» Lorsque la respiration est normale, cette tumeur s'affaisse au moment où l'on sent le pouls radial. Un petit morceau de bois d'une longueur de 6 centimètres environ, qu'on attache verticalement sur la tumeur, décrit à chaque affaissement de cette dernière, de droite à gauche et un peu obliquement de haut en bas, un segment de cercle, dont la concavité est tournée vers l'épigastre.

» L'affaissement de la tumeur est presque isochrone avec le choc du cœur dans la région mammaire; ces deux mouvements sont cependant distincts l'un de l'autre, de sorte qu'au moment où l'affaissement de la tumeur est arrivé à son maximum, on sent le choc de la pointe du cœur; c'est-à-dire, le mouvement de la tumeur dans le sillon sternal se lie d'une manière si intime à celui du cœur, qu'on peut dire que c'est un seul et même mouvement, qui commence dans la fissure sternale avec l'affaissement de la tumeur, et se termine dans la région mammaire avec le choc du cœur.

» Ainsi, le maximum de l'affaissement de la tumeur est isochrone avec le choc du cœur et le pouls artériel.

» Le sommet de la tumeur est éloigné de 11 à 12 centimètres du point où l'on perçoit le choc du cœur. L'affaissement de la tumeur commence dans la partie supérieure du sillon et se fait de haut en bas ; le gonflement, au contraire, a lieu en sens inverse. Au fond de la cavité formée par l'affaissement de la tumeur, le doigt perçoit un corps résistant.

» Le pouls de l'aorte abdominale, qui est, pour ainsi dire, isochrone avec le choc du cœur, est séparé de la pulsation de la tumeur par un intervalle sensible, quoique petit. Au-dessus de la tumeur, dans le sillon sternal, entre les deux clavicules, une pression un peu forte fait percevoir une autre pulsation, isochrone avec le pouls de l'aorte abdominale et le choc du cœur. Immédiatement à côté du bord sternal gauche, à côté de la tumeur, on entend le double bruit du cœur gauche, dont le premier est le plus marqué, et un peu plus à gauche, à la même hauteur, les deux bruits du cœur droit, dont le deuxième est le plus fort.

» *Conclusions.* Considérant : 1° que la pulsation de la tumeur précède si immédiatement la systole du ventricule, que ces deux mouvements se réunissent en un seul ; 2° qu'il y a un intervalle sensible entre la pulsation de la tumeur et le pouls de l'aorte abdominale ; 3° que l'affaissement de la tumeur se fait de haut en bas, et 4° qu'il y a une distance considérable entre le point où commence l'affaissement de la tumeur et celui où l'on perçoit le choc du cœur, la Commission se croit autorisée à conclure que la pulsation de la tumeur est produite par la systole de l'oreillette droite, qui précède immédiatement celle du ventricule droit.

» La pulsation entre les deux clavicules, qui est isochrone avec le choc du cœur et le pouls de l'aorte abdominale, appartient à l'aorte, ou à une de ses branches. La circonstance que le deuxième bruit est le plus marqué parle en faveur de cette opinion.

» Lorsque M. Groux fait une expiration forcée ou qu'il retient son haleine, il se forme une deuxième tumeur dans la région hyoïdienne inférieure, au-dessus de la tumeur dans le sillon sternal. La Commission émet l'opinion que les gros troncs veineux ont une part essentielle à la formation de cette deuxième tumeur. »

Le résultat auquel la Commission est arrivée est en général le même que celui que M. le professeur Hamernik, de Prague, a publié dans la *Gazette hebdomadaire médicale* de Vienne. M. Hamernik a examiné M. Groux au mois de juin 1853, et a donné une description très-détaillée de ce cas intéressant.

Dr A. Martin.

EXTRAIT DE LA GAZETTE MÉDICALE DE STRASBOURG.

PREUVES

DE LA

DOCTRINE HARVEYENNE

DE LA CIRCULATION,

BASÉES SUR L'OBSERVATION

D'UN SUJET AFFECTÉ DE FISSURE COMPLÈTE DU STERNUM.

CONSÉQUENCES PATHOLOGIQUES

Par le Professeur FORGET.

On raconte qu'un éloquent prélat venant de prêcher l'existence de Dieu devant Henri IV, le monarque félicitait l'orateur sur son argumentation victorieuse : « Sire, répondit celui-ci, voulez-vous que je vous prouve le contraire ? » Telle est l'histoire de l'esprit humain, prêt à plaider le faux contre le vrai, à s'attaquer aux faits les plus patents, aux vérités les mieux démontrées. Un témoignage flagrant de cette déplorable puissance est ce qui s'observe depuis trente ans à l'égard des principes scientifiques jusqu'alors universellement admis, unanimement vénérés, au dogme de la circulation harveyenne, par exemple.

S'il est un fait séduisant par sa simplicité, par l'éclat de son évidence, c'est que, chez l'homme, le cœur représente fidèlement le mécanisme de la pompe aspirante et foulante ; c'est que les ventricules, en se contractant, chassent le sang dans les artères au premier temps, en même temps que les oreillettes se dilatent pour recevoir le sang destiné à l'ondée suivante ; c'est que les valvules sont manifestement disposées pour favoriser, assurer ce mécanisme, qu'il paraît impossible d'attaquer, d'intervertir, sans encourir la réprobation du sens commun, comme de l'observation pure, tant ici l'anatomie, la physiologie et même la pathologie sont d'accord avec la raison.

Eh bien ! des hommes se sont rencontrés qui ont changé tout cela, comme dit Molière. Abandonnant les voies naturelles, répudiant les sources les plus rationnelles de la démonstration, ils ont imaginé je ne sais quelles manœuvres grossières, qu'ils ont imperturbablement imposées aux badauds sous le nom de *méthode expérimentale,* cette grande mystification de notre époque. Pour simuler le mécanisme du cœur, ils ont inventé d'informes réceptacles de vessie, de caoutchouc, que sais-je ? Il en est un qui a pensé simuler la circulation cardiaque en plongeant son poing dans un baquet dont il exprimait l'eau entre ses doigts. Pour contrôler les bruits vasculaires, ils ont été jusqu'à poser l'oreille sur un tuyau de pompe à incendie..... D'autres, moins égarés, ont invoqué les vivisections : ils ont pourfendu tout vifs de pauvres animaux pour mettre le cœur à nu, et ont pris pour l'expression régulière de la circulation les distorsions convulsives d'un organe endolori s'agitant à l'air libre. D'autres enfin ont observé des monstres affectés d'ectopie du cœur, ou autres *phénomènes*, et ont cru saisir dans les battements de ces cœurs dépaysés et battant l'air, je ne sais quels témoignages contraires aux données de la physiologie courante; *e sempre bene,* et toujours à la satisfaction de la plèbe ennuyée de sentir son cœur battre régulièrement, et altérée d'une petite révolution dans le gouvernement de sa circulation personnelle. Il en est de l'erreur comme du suicide : l'exemple en est contagieux, et tant grosse que soit une énormité jetée en pâture à la crédulité vulgaire, il se trouve toujours une foule de gens pour la ramasser. Aussi, de par les *expériences* répétées et les *faits* observés, rien ne serait mieux démontré que les perturbations de l'ordre établi par Harvey...., si l'on ne se rappelait que la terre tourne en dépit de l'inquisition. Aujourd'hui même ces paradoxes téméraires trouvent des journaux pour les propager, des sociétés pour les discuter, des praticiens et des écrivains, fort honorables d'ailleurs, pour les admirer.

Une de ces hérésies, déjà d'origine assez ancienne, a repris force et vigueur dans ces derniers temps, sous le patronage d'un praticien qui s'est fait remarquer par d'autres idées plus ou moins originales. Cette hérésie consiste à pervertir l'ordre établi, en posant comme fait que les ventricules, au lieu de se contracter, se dilatent au premier temps, de sorte que la systole classique devient la diastole. Pour peu qu'on y réfléchisse, l'imagination recule devant les perturbations, les impossibilités que suscite une pareille idée. Et d'abord, comment expliquer ainsi le synchronisme du pouls artériel avec le premier temps, c'est-à-dire, l'impulsion de l'ondée du sang coïncidant avec le premier temps, si alors le ventricule se dilate, c'est-à-dire, aspire le sang de l'aorte au lieu de l'expulser? Supposez-vous qu'en même temps que le sang remplit le ventricule, il enfile simultanément l'orifice aortique? Mais alors que deviennent les valvules? A quoi sert cet ingénieux mécanisme de soupapes vivantes et alternantes? La raison physiologique reste confondue; le cœur, comme je l'ai dit ailleurs, devient un organe absurde, impossible, contraire même à sa destination providentielle.

Tel est le thème que je soutenais naguère dans un article publié par la *Gazette des hôpitaux* (17 février 1855), sous le titre : *Du bruit du souffle au premier temps comme signe des lésions valvulaires du cœur;* car j'ai pour principe que la physiologie et la pathologie doivent se servir de preuves réciproques, la pathologie n'étant que la physiologie altérée, entravée par la maladie. Conséquent avec ses prémisses, l'auteur de l'hérésie en question s'est trouvé conduit à formuler cette étrange proposition, à savoir que le bruit de souffle au premier temps indique, non pas, comme on le pense généralement, un rétrécissement aortique ou une insuffisance mitrale, mais bien un rétrécissement mitral, et cela devait être, puisque, selon lui, le sang pénètre par l'orifice auriculo-ventriculaire à ce même premier temps. Tant il est vrai de dire qu'une première erreur en entraîne une autre et conduit à l'abîme. Dans cette occurrence, que faire pour dégager la vérité des nuages? Opposer raisonnement à raisonnement ne convertit personne; au nœud gordien il faut opposer le tranchant du glaive, c'est-à-dire qu'on doit résoudre les opinions erronées par le fait brutal. Ainsi avons-nous fait en produisant une belle observation de rétrécissement par ossification des valvules aortiques, sans lésion mitrale, coïncidant avec un magnifique bruit de souffle rude au premier temps seulement, avec propagation du bruit dans la courbure de l'aorte. Ici point de faux-fuyants, point d'ambages possibles : le rétrécissement aortique existe seul, le bruit du souffle au premier temps existe seul, donc le bruit de souffle au premier temps indique le rétrécissement aortique et nullement le rétrécissement mitral. Voilà pour le triomphe de la pathologie classique ; mais, nous l'avons fait pressentir, ce triomphe implique celui de la physiologie courante, et nous avons déduit, *ipso facto,* la ruine obligée de l'hérésie physiologique aussi bien que celle de l'hérésie pathologique. Peut-être avons-nous fait à ces erreurs trop d'honneur en les combattant ; mais force est bien de descendre à la hauteur des esprits assez naïfs pour accepter des idées impossibles, sous peine de voir ces idées s'enraciner, fructifier et obstruer de leurs broussailles le sentier déjà suffisamment épineux de la science et de l'art.

En publiant le petit travail indiqué ci-dessus, j'étais loin d'espérer qu'une occasion favorable me serait sitôt offerte de combattre l'hérésie physiologique sur son propre terrain, c'est-à-dire, sur l'homme en état de santé lui-même. Remarquez qu'il ne s'agit point ici de ces ridicules engins de cuivre ou de baudruche, ni de ces fallacieuses vivisections et expérimentations *in animâ vili,* ni même de ces monstruosités plus ou moins antipathiques à l'exercice normal des fonctions et même de la vie. Il s'agit d'un homme adulte, bien portant, bien conformé, sauf qu'il est simplement affecté d'un arrêt d'évolution du sternum, donnant lieu à une bifidité complète qui laisse un interstice vertical de plusieurs centimètres de largeur entre ses moitiés latérales, interstice recouvert uniquement par l'épaisseur des parties molles qui existent naturellement dans cette région. Ce sujet, que nous avions déjà examiné il y a quatre ans, sans lui donner toute l'attention qu'il mérite, vient d'être présenté à la Faculté de médecine réunie

(28 février), puis au cours d'anatomie, enfin, à la Société de médecine (1er mars), par notre savant et cher collègue M. le professeur Ehrmann. A la Société de médecine, j'ai pris la liberté d'appeler l'attention des assistants sur les particularités susceptibles d'éclairer directement et spécialement la question en litige (puisque litige il y a), c'est-à-dire, sur l'isochronisme : 1° de la dilatation des oreillettes, 2° des pulsations du cœur, 3° des battements de la crosse aortique, 4° du pouls radial. Un cinquième élément nous manque, c'est l'isochronisme de la contraction ventriculaire, qu'on ne peut constater directement ; mais elle se déduit si rigoureusement des quatre éléments précédents qu'on peut s'en passer à la rigueur ; car il n'est venu à l'idée de personne, pas même à celle de notre antagoniste, que la dilatation de l'oreillette pût être isochrone à la dilatation du ventricule.

Ce jeune homme est âgé de vingt-quatre ans, de taille moyenne, un peu maigre et pâle, mais de bonne santé et bien conformé, sauf la fissure sternale. Il existe sur la ligne médiane antérieure du thorax un vide occasionné par le défaut de jonction des deux moitiés du sternum. La fente occupe toute la longueur de l'os, elle affecte la forme d'un V allongé dont les branches laissent un intervalle plus large en haut qu'en bas ; intervalle variable, qui offre environ trois centimètres en haut, tandis qu'inférieurement les bords sont en contact dans l'état de repos. Mais, lorsque le sujet élargit sa poitrine en portant les épaules en arrière, l'écartement supérieur acquiert au moins six centimètres, et l'angle inférieur s'ouvre de deux à trois centimètres. Vers le tiers supérieur du sternum, les parties molles tégumentaires sont régulièrement et périodiquement soulevées par une espèce de flot ou de dilatation rhythmique qui se passe manifestement dans l'oreillette droite. Quelques dissidences momentanées se sont élevées sur le siége de ces battements, que quelques-uns ont attribués à la crosse de l'aorte, ce qui, du reste, n'altérait en rien les conséquences physiologiques. Mais il ne me paraît nullement douteux que cette tumeur dilatable et pulsative ne soit l'oreillette droite : 1° parce qu'elle en occupe la région, 2° parce qu'elle se dilate avec une ampleur considérable, 3° parce que cette tumeur prend un volume énorme lorsque le sujet écarte les épaules et suspend sa respiration, 4° parce que, en arrière et au-dessus de cette dilatation, au sommet du sternum, on sent une autre pulsation isochrone, bien plus limitée, bien moins expansive que la première, et qui me paraît être celle de l'aorte.

Nous avons donc déjà l'isochronisme de la dilatation de l'oreillette et de la crosse aortique. C'est un grand pas de fait vers la solution du problème, car cet isochronisme implique la simultanéité de contraction du ventricule ; maintenant, si l'on applique les doigts d'une main sur l'artère radiale et l'autre main sur la région de la pointe du cœur, entre la cinquième et la sixième côte, on perçoit les battements du cœur et du pouls, isochrones entre eux et avec la dilatation de l'oreillette. La région ventriculaire est recouverte par les fragments du sternum, fragments qui s'écartent bien sensiblement et doivent laisser partiellement les ventricules à découvert, lorsque le sujet élargit sa fissure ; mais alors les téguments sont tellement tendus au niveau de l'écartement inférieur, qu'on ne peut percevoir au tact le jeu des ventricules. Cette lacune est regrettable sans doute, mais la constatation des particularités ci-dessus implique une solution presque égale en rigueur à cet axiome de géométrie qui dit que : deux côtés d'un triangle étant connus, le troisième est trouvé; car, je le répète, l'isochronisme combiné de la dilatation de l'oreillette, des pulsations de l'aorte, des battements du cœur et du pouls radial excluent rigoureusement la dilatation simultanée du ventricule; donc, le ventricule se contracte au premier temps, qui doit conserver le nom de systole ventriculaire : *quod erat demonstrandum.*

Le problème principal ainsi résolu, nous dirons quelques mots sur certains autres points accessoires de physiologie cardiaque. Ecoutez les expérimentateurs, ces législateurs infaillibles de la science : pour les uns, les oreillettes se dilatent vivement et se contractent lentement; pour les autres, c'est l'état inverse. A qui croire? Or, voici ce que dit notre sujet : Au moment de la systole ventriculaire (premier temps), l'oreillette se dilate assez promptement, mais mollement, sans brusquerie; ce temps de dilatation est suivi d'une contraction également molle, placide, si je puis dire, mais non pas lente, et sensiblement *égale en durée* à la période de dilatation. Nous avons perçu manifestement, pendant la contraction auriculaire, une espèce d'ondulation comme vermiculaire, douce, s'effectuant de haut en bas et un peu de gauche à droite. La dilatation ne donne pas de sensation semblable. Ce double jeu des oreillettes est doux, ondulant, sans saccades, et paraît contraster sous ce rapport avec le jeu des ventricules.

Quant à l'auscultation, on n'observe rien de bien particulier. Le double battement s'opère, comme dans l'état ordinaire, au niveau de la base des ventricules. Le stéthoscope placé sur l'oreillette y perçoit également le double bruit, mais plus faible, par propagation probablement. Ce qu'il y a de certain, c'est que ce n'est pas la dilatation des oreillettes qui produit un de ces bruits, car ici les deux bruits existent, et pourtant l'oreillette droite (sous-sternale) bat à nu, en quelque sorte; nouvelle preuve en faveur de la théorie valvulaire des bruits du cœur. Enfin, il est bien démontré, de par le même fait, que c'est bien la pointe du cœur qui soulève les côtes au premier temps, car ici une grande partie du cœur est à découvert, et la pulsation est circonscrite à la région qu'occupe la pointe recouverte par la cage osseuse.

Les faits du genre de celui-ci ne doivent pas être excessivement rares. Il existe même des cas observés d'agénésie complète ou d'absence du sternum. Il y aurait à faire à cet égard des recherches intéressantes, auxquelles je n'ai, pour le moment, ni le loisir ni la volonté de me livrer. Je n'ai voulu traduire ici que mes impressions personnelles, au sujet d'un fait isolé, mais probant, à mon avis, en ce qui concerne la solution du problème en question.

J'invite mes nombreux confrères qui ont examiné le sujet ou qui l'examineront ailleurs, peut-être à Paris même, car le jeune homme voyage pour sa monstruosité, dont il fait un objet de spéculation; j'invite, dis-je, les observateurs à vérifier nos propres investigations et à communiquer les leurs au monde savant; car il nous semble que ce sujet porte avec lui l'élucidation de plusieurs questions intéressantes, non-seulement en ce qui concerne la circulation, mais encore eu égard à la respiration. En effet, dans les grands écarts du sternum accompagnés d'inspiration profonde, les lames des poumons paraissent envahir l'espace sous-cutané. Mais nous avons, avec intention, laissé de côté cette partie de l'examen, pour nous en tenir à l'objet spécial de nos recherches.

Donc, après ce que nous venons de voir, de concert avec beaucoup d'observateurs compétents et désintéressés, il nous paraît impossible de soutenir désormais :

1° Que les ventricules se dilatent au premier temps, au lieu de se contracter, comme on l'a pensé jusqu'ici ;

2° Que le bruit de souffle au premier temps indique un rétrécissement mitral, et non un rétrécissement aortique ou une insuffisance mitrale, comme on le pense généralement.

Ce sont les propositions contraires qui nous paraissent irrévocablement démontrées et qui sont toujours vraies, à la gloire immortelle du grand Harvey.

EXTRAITS DE L'ALBUM

DE E.-A. GROUX.

Fissure du sternum permettant de palper le pouls aortique. Les pulsations que l'on touche, que l'on voit à la faveur de la fissure, sont isochrones aux pulsations des artères carotides, sous-clavières, radiales, etc., et au choc de la pointe du cœur. Cet organe est bien conformé : les battements sont réguliers, d'une force et d'une étendue ordinaires ; les claquements valvulaires sont distinctement frappés, etc., etc.

Paris, 28 mars 1855.

J. Bouillaud.

J'ai examiné avec le plus grand soin, mais trop rapidement, l'état du cœur chez M. Groux, qui manque de sternum. J'ai constaté que le cœur présente, d'un côté à l'autre, 12 centimètres ; que c'est l'oreillette droite qui bat au niveau du lieu où le sternum devrait être ; qu'elle se dilate considérablement (ainsi que depuis longtemps le plessimètre l'avait démontré), lorsque la respiration est suspendue ; qu'elle s'étend, par-delà le point où les battements sont observés, de plus de 5 millimètres. J'ai noté aussi beaucoup d'autres phénomènes intéressants, mais qu'il me serait impossible d'énumérer ici. Je crois que le fait présenté par M. Groux est l'un des plus importants que la science possède, et qui peut donner lieu au plus grand nombre de considérations utiles et applicables aux maladies du cœur.

Paris, le 7 avril 1855.

P. Piorry.

OBSERVATIONS

SUR

LE SIEUR GROUX,

PAR LE DOCTEUR LÉON PARISOT,

Professeur d'Anatomie et de Physiologie à l'École de Médecine de Nancy (1).

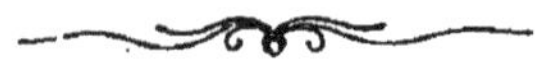

Il n'est guère de question en physiologie qui ait donné lieu à plus de controverses que le rhythme des battements du cœur, surtout depuis la découverte de l'auscultation. Il semble étonnant qu'on ne puisse tomber d'accord sur des questions de fait : c'est que, comme le dit M. Bérard, les faits sont difficiles à constater ; car pour étudier les battements du cœur d'un animal, on est obligé de lui faire subir une mutilation qui ne rend l'observateur témoin que de mouvements faibles, irréguliers et dépourvus de leurs véritables caractères ;

---

(1) Ces notes sont le résumé d'une leçon faite à l'Ecole de Médecine de Nancy, au mois de mars 1855.

il est vrai de dire qu'on lève quelques-unes des difficultés en expérimentant sur des animaux à sang froid, dont le cœur transparent permet de suivre le passage du sang de l'oreillette dans le ventricule : mais malgré la régularité que conserve encore l'organe mis à nu, on peut toujours objecter que l'on n'assiste pas à une scène vraiment physiologique. Aussi nous sommes-nous empressés de mettre à profit une anomalie que vient de nous présenter un jeune Hambourgeois, déjà examiné par presque tous les professeurs des universités Allemandes, et il y a quelques jours par la faculté de médecine de Strasbourg.

Ici, c'est un sujet rempli de santé, porteur d'une fissure sternale, dont l'écartement permet de constater le mécanisme des mouvements du cœur, cette observation nous a paru trop intéressante pour ne pas la recueillir. Il nous semble qu'elle peut jeter quelque lumière sur une question aujourd'hui si litigieuse.

M. Groux présente à la partie antérieure et médiane de la poitrine une excavation, se continuant en haut avec le cou et terminée en bas à l'épigastre ; elle résulte de l'écartement du sternum dont les moitiés latérales ne se sont pas soudées.

Sa forme est triangulaire ; la base du triangle répond à l'espace interclaviculaire, le sommet au cartilage xiphoïde ; sa largeur varie dans les différents points de son étendue ; elle diminue graduellement de haut en bas ; elle augmente sous l'influence des mouvements des grands pectoraux, que les bras soient portés sur la tête, ou bien qu'ils soient dirigés en arrière. Lorsque la respiration est normale, sa profondeur est d'environ deux centimètres ; dans les plus grandes inspirations elle peut atteindre le double ; elle tend à disparaître dans l'expiration et dans ce mouvement exagéré, elle fait place à une tumeur molle, pulsatile, se dilatant régulièrement et progressivement :

1° Cette tumeur appartient à l'oreillette droite ;

2° Son battement indique l'afflux du sang dans cette cavité ; il coïncide par conséquent avec la diastole auriculaire ;

3° Il n'est isochrone, ni avec le pouls radial, ni avec le choc de la pointe du cœur contre les parois thoraciques, ni avec le battement que l'on perçoit entre les deux clavicules au-dessus de la tumeur. Ce dernier est simultané avec le pouls radial et appartient à la crosse de l'aorte ou à l'origine des gros troncs artériels ;

4° Cette tumeur auriculaire disparaît, mais jamais complétement, au moment où le choc du cœur se fait sentir entre la 5e et la 6e côte : c'est l'instant de sa systole ;

5° Elle ne reparaît pas brusquement ; elle se forme lentement et semble diminuer de haut en bas ;

6° Dans les expirations forcées elle acquiert un volume plus considérable ; elle est alors surmontée d'une autre tumeur située entre les clavicules, plus à droite qu'à gauche ; cette dernière est due aux gros troncs veineux.

Le premier bruit, c'est-à-dire, le bruit sourd, a son maximum d'intensité au niveau du cinquième espace intercostal, en dehors du mamelon gauche.

Le deuxième bruit est plus éclatant que d'habitude, on le trouve à gauche vers la troisième côte en dehors de la fissure sternale :

« Les deux oreillettes se contractent ensemble et se re-
» lâchent ensemble. Les deux ventricules exécutent aussi
» simultanément leur systole et leur diastole.

» La dilatation et le resserrement des oreillettes alternent
» avec la dilatation et le resserrement des ventricules ; de

» sorte que les premières reçoivent du sang, alors que les » secondes chassent le liquide de leurs cavités. » — Telle est la régularité qu'a pu formuler la théorie, mais que la nature est loin de confirmer ; le respect que l'on a toujours montré pour ces spéculations de cabinet nous semble être l'origine de la confusion qui règne sur un sujet où tout le monde devrait s'entendre, puisqu'il est du ressort de l'observation. Je ne crois pas que l'oreillette attende que le ventricule ait terminé sa contraction pour commencer la sienne et qu'il reste vide pendant la réplétion de l'oreillette. Je pense que le sang a un écoulement continu à travers les cavités et les orifices cardiaques, et qu'il ne présente sur aucun point de son parcours une de ces intersections, un de ces temps d'arrêt, qui semblent être le résultat des théories énoncées jusqu'à présent.

Ces cavités, en raison de leur structure, ne se contractent pas toutes avec la même énergie, et toutes ne se dilatent pas avec la même facilité ; c'est-à-dire, qu'aux ventricules appartient principalement la propriété de se resserrer et aux oreillettes celle de se dilater ; qu'alors le sang fait un plus long séjour dans l'oreillette que dans le ventricule ; que ce dernier reste en quelque sorte toujours béant ; que jamais sa cavité ne s'efface, et qu'à peine la dilatation s'y manifeste. Les mouvements de systole auriculaire et ventriculaire bien distincts pour la pensée, se font avec une telle rapidité que pour nos sens ils sont simultanés. Leur allure peut être comparée justement, avec Harvey, à l'un des temps de la déglutition, le passage du bol alimentaire de l'isthme du gosier à l'œsophage.

« La succession de la contraction des oreillettes aux ventricules est rapide, dit ce grand homme, mais elle n'en est pas moins certaine, de même que dans la détonation d'une arme à feu où tout paraît simultané, il y a cependant des actions successives (le chien s'abat, le feu prend, le coup part). »

Or, il n'est arrivé à l'esprit de personne de contester que les actes nombreux dont se compose le deuxième stade de la déglutition ne doivent être réunis en un seul temps, bien que par la pensée ils soient successifs. Aussi vouloir nier que l'œil n'embrasse pas dans le même moment le passage du sang de l'oreillette dans l'artère, bien que le temps se compose de divers actes distincts pour l'esprit, serait, à mon avis, aussi peu logique que de ne pas admettre la simultanéité des phénomènes de la déglutition.

Je crois que l'observation de M. Groux permet d'établir :

Que la carrière cardiaque du sang implique deux temps séparés l'un de l'autre par un petit silence, et que chaque révolution est distincte de la précédente par un repos plus long.

Pendant le premier temps qui marque le début de la révolution s'effectuent plusieurs actes successifs pour la pensée, mais simultanés pour nos sens ; le sang est conduit de l'oreillette dans l'artère. Pendant ce passage, l'oreillette s'est contractée, le ventricule s'est dilaté et contracté, comme le pharynx s'est élargi et resserré en même temps sur le bol alimentaire, pour le conduire de la base de la langue à la partie supérieure de l'œsophage. Ces mouvements se succèdent avec une telle rapidité que pour l'œil et l'oreille ils ne peuvent être séparés. Ils sont caractérisés par le bruit sourd et prolongé ; ils coïncident avec le choc du cœur contre la poitrine, par conséquent avec la diastole artérielle.

Le second temps est séparé du premier par un petit silence ; c'est pendant ce second temps, qui correspond au bruit clair, que l'oreillette se remplit, que l'artère entre en systole. Cette réplétion est caractérisée chez M. Groux par une pulsation régulière, non isochrone à la diastole artérielle.

Les bruits du cœur n'appartiennent pas à ceux que M. Cagnard-Latour appelle *solidiens*. La théorie de M. Magendie, qui les attribue à la percussion de la poitrine, ne peut se soutenir devant l'observation de M. Groux, dont le cœur bat contre une membrane molle et élastique, et non contre un corps solide et résistant; nous trouvons dans ce fait une nouvelle confirmation de l'opinion de M. Rouanet.

Le premier bruit est donc produit par la tension de la valvule mitrale au moment de la systole ventriculaire.

Le deuxième bruit est dû à l'occlusion des valvules sigmoïdes par le choc en retour des colonnes sanguines artérielles.

Aussi nous pensons qu'un bruit anormal qui se fait entendre au premier temps n'implique pas nécessairement une lésion de l'orifice auriculo-ventriculaire, puisque pendant ce premier temps le sang traverse encore l'orifice artériel.

L'expérience clinique démontre effectivement qu'une lésion des valvules sigmoïdes peut coïncider avec un bruit de souffle au premier temps, tandis que ce bruit au deuxième temps dénote constamment une maladie des valvules artérielles.

Si ces conclusions ne sont guère en harmonie avec la régularité mathématique dont font preuve les traités dogmatiques de pathologie, elles concordent du moins avec les faits que signale l'observation.

TABLE DES MATIÈRES.

Pages.

Avant-propos 5
Notice du docteur Hamernick 7
Rapport de la Société médicale allemande de Paris 59
Opuscule de M. Forget 65
Opinions de MM. Bouillaud et P. Piorry 75
Observations du docteur Parisot 77

ERRATA.

Avant-propos, ligne 6, au lieu de Bouilhaud lisez Bouillaud.

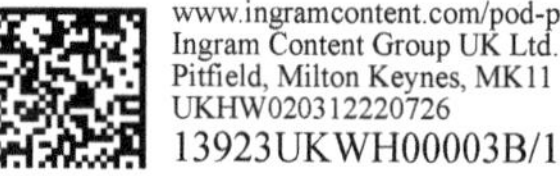

www.ingramcontent.com/pod-product-compliance
Ingram Content Group UK Ltd.
Pitfield, Milton Keynes, MK11 3LW, UK
UKHW020312220726
13923UKWH00003B/1104

9 782019 269647